DE QUELQUES

PRÉJUGÉS

RELATIFS

A LA MÉDECINE.

DE QUELQUES

PRÉJUGÉS

RELATIFS

A LA MÉDECINE,

DANS LES DÉPARTEMENS DE LA BRETAGNE ;

PAR J.-C. VOISIN,

Docteur en Médecine de la Faculté de Paris, ancien Elève de l'Ecole de Médecine navale an port de Brest, de plusieurs hôpitaux civils et de l'Hôpital militaire d'Instruction de Paris, ex-Chirurgien breveté, à l'Hôpital militaire d'Instruction de Lille.

Un préjugé adopté dès l'enfance ne peut être détruit que par l'instruction.

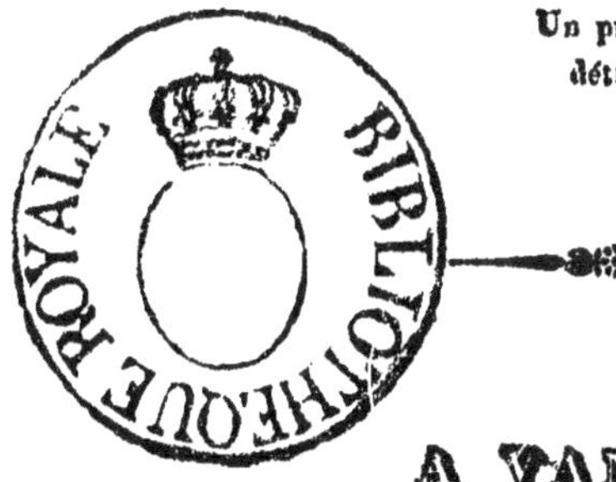

A VANNES,

CHEZ L'AUTEUR, RUE DU MENÉ, N° 42;

CHEZ DE LAMARZELLE, IMPRIM-LIBRAIRE;

ET CHEZ TOUS LES LIBRAIRES DE LA BRETAGNE.

A PARIS,

Chez J.-B. BAILLIÈRE, rue de l'Ecole-de-Médecine.

1831.

A LA MÉMOIRE

DE MON PÈRE

ET DE MA MÈRE.

Hélas ! la vertu ne prolonge pas les jours des hommes ; l'amour filial ne les rappelle pas à la vie.

Je dois tout ce que je suis à la tendre sollicitude de mes parens, aux nobles et trop longues privations qu'ils s'imposèrent.

RECONNAISSANCE ET REGRET ÉTERNELS!

AUX MANES

DE MON FRÈRE

ÉVARISTE-AMÉDÉE,

MORT A 25 ANS!! AVEC LUI PÉRIRENT DE BRILLANTES ESPÉRANCES.

Ton frère, ton meilleur ami, le premier camarade de ton enfance, te cherche encore et te pleurera toujours !

J.-C. VOISIN.

[illegible]

AUX BRETONS

AMIS

DU BIEN GÉNÉRAL.

Puisse le concours de vos patriotes intentions, rendre fructueux mes efforts ;

Puisse aussi votre indulgence , en faveur du motif, me pardonner la faiblesse de l'ouvrage.

J.-C. VOISIN.

AVANT-PROPOS.

Les intérêts généraux de la société sont chers à tous les hommes dont l'organisation morale est normalement complète * et qui

* On doit entendre, par organisation morale normalement complète, l'ensemble des facultés intellectuelles suffisamment exercées pour permettre à l'homme en état de santé de saisir les différens rapports qui existent entre tous les corps, et de porter sur leur action réciproque un jugement sain.

Une définition plus rigoureuse pourrait être donnée, mais pour bien l'entendre il faudrait, non-seulement connaître l'anatomie et la physiologie, mais encore avoir étudié la pathologie plus au lit du malade que dans les livres, ce que la majorité des personnes pour lesquelles j'écris cet opuscule n'a pu faire.

ont la consciencieuse volonté, la possibilité ne leur manquant jamais, de se mettre au-dessus des désirs instinctifs non essentiels à la vie, ces désirs n'ayant d'autre but que la satisfaction irréfléchie de penchans que la morale désapprouve, que la philosophie combat, et que la religion condamne. Cela ne pouvait et ne devait pas être autrement : l'habitude de céder à ces divers penchans n'exerçant l'intellect que dans le sens des perceptions qui rapportent tout au *moi*, et qui laissent croire à l'égoïste en extase qu'il ne doit son attention et ses soins aux autres hommes qu'autant que par leurs efforts répétés ils lui paraîtront toujours agir dans l'unique intention de multiplier ses jouissances et d'augmenter son bien-être.

Si, hors de la passion, il s'avoue quelquefois qu'il est peu noble de ne songer qu'à lui, de négliger tout intérêt qui ne soit pas le sien, l'absence de la jouissance dont l'habitude l'a rendu l'esclave ne tarde pas à lui faire éprouver un malaise qu'il explique vaguement, et qui cesse aussi-tôt que l'objet propre à satisfaire le penchant se présente aux sens avec la possibilité de l'employer. Si cela n'arrive ainsi, la permanence et l'augmentation du malaise conduisent promptement à la douleur. Alors le cerveau, qui est l'organe *réflecteur* de toutes nos perceptions, comme il est aussi le *sécreteur* de toutes nos pensées sous l'influence des excitations produites sur les sens ou les viscères, réagit sur lui-même, de manière à ne plus permettre d'autres idées que celles qui ont la tendance la plus marquée à faire naître un désir exclusif et extrême qui *est la passion,* et à porter l'homme à tout faire pour l'assouvir, si l'efficace crainte des lois divines et humaines ne l'arrête par la perception de la douleur, ou, ce qui est la même chose, sa réminiscence augmentée par la comparaison hypothétique de l'infini.

La passion pour laquelle l'homme ose le plus et s'arrête le moins, c'est l'ambition, aussi, depuis des siècles, répète-t-on sans trop en profiter :

L'ambition perd les hommes. *

Ce que nous disons de cette passion peut s'appliquer à toutes les autres.

L'amour excessif des richesses, que nous n'appelons ordinairement avarice que lorsque l'innervation **, chez l'individu, est assez faible pour que la cause des jouissances soit prise pour la jouissance elle-même, peut presque marcher de front avec la précédente.

Chez l'homme dont le développement,

---

* Pas d'image plus simple et plus vraie de l'effet de l'ambition que la fable de *la Grenouille*.

** Influence du cerveau.

au physique comme au moral, est normalement complet, l'absence de la volonté consciencieuse d'étouffer par l'influence de l'intellect les désirs instinctifs non essentiels à la vie est donc la seule cause de leur prééminence excessive et de l'action de la substance cérébrale, dans le sens qu'elle réagit sur le viscère siége du besoin instinctif, et sur elle-même de manière à provoquer une excitation telle qu'elle devient un penchant irrésistible, enfin une passion.

Si cette seule cause conduit l'homme instruit et bien organisé à se passionner jusqu'à oublier suffisamment son semblable pour tout rapporter au sentiment unique et intéressé de son être, ce qui, remarquez-le bien, porte à entretenir mille préjugés après les avoir fait naître, combien l'homme ignorant, et dont l'intellect, par son manque de développement et d'action l'emporte peu ou *point du tout* sur les besoins instinctifs, n'aura-t-il pas de motifs qui le porteront à se laisser conduire par les préjugés, et à se laisser entraîner par les passions ? n'aura-t-il pas encore contre lui l'attrait si invincible parmi les masses, des lois de l'imitation? C'est ce qui explique facilement pourquoi, dans les pays où toute considération n'est accordée qu'à la puissance et à la richesse, et où l'ignorance et la pauvreté sont le partage du plus grand nombre, les hommes puissans et riches sont si petits et si malheureux par leurs préjugés, leurs passions et leurs vices, et les opprimés et les pauvres si abrutis et si misérables par les mêmes causes, et par la funeste influence de l'exemple que leur donnent les privilégiés qui les dominent. La mauvaise foi, l'ignorance et la misère sont donc les puissances qui font naître et entretenir les préjugés quels qu'ils soient.

La religion bien comprise, la liberté de

la pensée, celle de la presse, et les bons modèles, sont les plus puissans moyens que la civilisation nous ait donnés, non peut-être encore pour détruire toutes les idées funestes au bonheur de l'homme, mais du moins pour les combattre, les ébranler, et amener, avec l'aide du tems, conquérant patient et invincible de l'erreur, la généralisation, du moins dans la pratique, des pensées heureuses et propres à augmenter le bien général en produisant pour chacun, relativement à sa position sociale, une plus grande somme de bien-être.

Le complet développement et la santé des organes étant des conditions essentielles à l'homme pour se maintenir long-tems dans un état moral fort et actif, le médecin, plus que tous les autres hommes, ne doit-il pas être porté à observer tous les préjugés et surtout ceux qui peuvent être ou devenir préjudiciables à l'espèce comme à l'individu, et son devoir n'est-il pas, quand il croit que les hommes peuvent, tôt ou tard, écouter sa voix et ses conseils, de les prévenir et de leur signaler d'avance tout ce qui peut conserver, diminuer, leur faire recouvrer ou perdre totalement leur santé ; c'est ce devoir, que je souhaite remplir aussi bien que mes facultés me le permettront, qui me fait oser présenter à mes concitoyens bretons cet essai sur quelques préjugés relatifs à la médecine répandus dans les départemens de notre vieille Armorique.

Je resterai sans doute loin du but que je voudrais atteindre, mais l'intention qui me dirige sera peut-être, j'ose le désirer, un titre à l'indulgence des bons esprits pour l'imperfection de mon travail, peut-être aussi sa lecture donnera-t-elle à un homme plus capable la volonté de rendre sous des couleurs plus vives ce qu'avec peine je serai seulement parvenu à esquisser.

Les préjugés dont je vais m'occuper ne pouvant guère se rattacher entre eux que par les fâcheux résultats qu'ils peuvent avoir sur la santé publique et particulière, je ne chercherai pas à les classer dans un ordre systématique ; je les présenterai avec les réflexions qu'ils me suggèreront à mesure qu'ils s'offriront à ma pensée. Le premier qui lui arrive, et par lequel il me semble rationnel de commencer, c'est celui que partagent plusieurs médecins, non-seulement de la Bretagne, mais aussi de quelques autres parties de la France.

DE QUELQUES

PRÉJUGÉS

RELATIFS

A LA MÉDECINE.

CHAPITRE PREMIER.

DE L'OPINION DE PLUSIEURS PRATICIENS SUR
L'EXERCICE DE LA MÉDECINE.

CETTE opinion consiste à croire qu'un médecin ne parvient à inspirer de la confiance
aux gens de la campagne, et à la classe non
éclairée des villes, qu'en sacrifiant d'abord
plus ou moins les règles de l'art aux idées

absurdes qu'ils peuvent avoir sur l'espèce de remèdes qu'ils désirent faire employer, et sur les effets qu'ils souhaitent, sans motif raisonnable, leur voir produire.

C'est ce qui fait que plusieurs collègues affirment qu'un paysan ne les consulterait jamais deux fois, et qu'un ouvrier suivrait rarement leur avis si par avance ils ne s'engageaient à administrer, soit au début, soit à la fin de la maladie, ce que l'on appelle vulgairement et si improprement *une purge*.

Si même sans aucune indication marquée, ils ne se rendaient à la manie qu'ont certaines personnes de vouloir, à diverses époques de l'année, les unes se faire ouvrir la veine pour laisser sortir le *sang noir et gâté*, qui en s'échauffant trop en été, et en se refroidissant beaucoup en hiver, donne lieu, dans la première saison, *aux humeurs chaudes*, et dans la seconde, *aux humeurs froides;* les autres prendre des *sucs d'herbes, des tisanes incisives, des sirops dépuratifs,* qui doivent régénérer le chyle que les plaisirs, les chagrins, l'âge, et surtout l'*injustice des hommes*, ont contribué à corrompre, ou qui ont fait naître dans le cœur un *germe d'humeurs malfaisantes qui circule avec le sang*, que les *sucs d'herbes neutraliseront*, *les tisanes* incisives *mettront en pièces*, et que les *sirops dépuratifs*, la petite potion de rhubarbe, ou la dose du sel d'epsom, *expulseront avec douceur*.

Cette dernière série d'idées appartient plus à la classe privilégiée de la société qu'à l'indigente. Elle nous est donnée par les hypocondriaques et les femmes hystériques, fournies particulièrement par cette classe.

Des médecins, pour compter des cliens et leur persuader qu'ils sont tout-à-fait dignes de leur amitié et de leur confiance, devront avoir l'officieuse faiblesse de commencer le traitement de ces malades, sur lesquels l'un des effets de la maladie est de leur faire souhaiter qu'on caresse leurs chimères, par l'administration plus ou moins rigoureuse de tous les moyens ci-dessus indiqués, dont le plus grand avantage est seulement de ne pas toujours augmenter le mal. Et la principale raison de cette manière de faire est la conviction, disent ces praticiens, dans laquelle ils sont que s'ils agissaient autrement, que s'ils arrivaient d'emblée au but qu'ils doivent se proposer, ils déplairaient et ils perdraient l'heureux avantage d'inspirer la confiance.

Erreur, et erreur grossière, dont la prétendue nécessité doit disparaître devant la dignité médicale, l'amour du bien, et le respect dû à l'humanité.

Que chaque médecin profite de l'attention que son client est toujours disposé à lui donner, qu'il lui démontre avec douceur, par la comparaison de son état à celui de quelqu'autre malade affecté de la même manière, l'erreur de ses idées, et la nécessité d'agir promptement d'une manière rationnelle. Bientôt l'homme souffrant, qui est presque toujours l'homme faible, cèdera, et le préjugé que je combats comme le partage de quelques praticiens, cessera d'exister, du moins pour celui qui aura essayé du moyen.

Que chaque médecin, dans sa position respective, agisse ainsi, et peu à peu les idées fausses qui servent d'appui et de prétexte à ce que l'on appelle sans scrupule la *nécessité de la clientelle* , et qui serait plus convenablement nommé l'*âme du charlatanisme*, couvertes de ridicules, disparaîtront et feront place aux pensées hygiéniques , en général si salutaires aux populations , et en particulier si nécessaires à celle des campagnes de nos départemens.

CHAPITRE II.

DE L'INCRÉDULITÉ DE QUELQUES CLASSES DE LA SOCIÉTÉ DANS LES MOYENS DE LA MÉDECINE.

Presque tous nos campagnards, et beaucoup de personnes non éclairées des villes, *particulièrement* dans l'état maladif, ont peu ou n'ont point du tout de confiance en la médecine *

---

* Le lecteur réfléchi pourra objecter, le docteur se trompe , il ne trouve des incrédules à la médecine que parmi les pauvres et les ignorans ; cependant, beaucoup d'hommes riches et instruits n'y croient pas davantage. Le docteur ne l'ignore pas , mais il remarque une différence entre ceux-ci et les autres , la voici : les premiers n'ont point de confiance, seulement quand ils souffrent, et les seconds doutent, seulement dans l'état de santé ; deviennent-ils malades, ils défient presque l'enfant d'Hippocrate, et promettent souvent plus qu'ils ne souhaitent tenir. Il n'est même pas rare de voir des Arpagons modernes disputer devant les tribunaux la valeur représentative de ce que

Les incrédules, pour leur santé, préfèrent sacrifier au fatalisme, et voici leur plus fort et leur plus fréquent raisonnement :

« Quand on est malade comme quand on
» se porte bien, il faut boire et manger ;
» donnez-moi tout ce que je souhaite, si je
» pars, c'est que Dieu m'aura appelé, et si
» je résiste, c'est qu'il n'aura pas encore
» voulu de moi.

» Pourquoi me priverais-je de quelque
» chose, quand le moment est venu, une
» once de pain de plus ou de moins ne
» change rien à l'affaire.

C'est absolument comme s'ils disaient, j'aime mieux étouffer promptement que de courir les chances de la guérison.

Les animaux, que je ne sache, ne parlent

jamais aucun juge ne pourra consciencieusement apprécier.

Estimez donc les avantages du retour à la vie!

L'argent, pour l'honnête homme, ne peut être qu'un faible à-compte, c'est le cœur qui doit compléter le paiement, mais il faut bien faire quitte à ceux qui en manquent.

pas si bien, mais si nous en croyons le bon homme *La Fontaine* et l'observation, ils raisonnent mieux ; car, lorsqu'ils sont malades, ils font diète, et cherchent dans les végétaux qui les entourent un modificateur heureux de leur économie dérangée.

Nos *fatalistes* croient avec raison à la Providence, mais ils paraissent douter qu'elle puisse leur donner la guérison ou la diminution de leurs maux par les conseils d'un médecin, comme elle leur donne la foi et la santé de l'âme par l'organe et les prières ferventes d'un tolérant pasteur, et comme elle pourvoit à tous leurs besoins par leur assiduité dans le travail et l'ordre mis dans la consommation de ses produits.

Rien de plus fâcheux pour la population et de plus funeste aux familles que cette malheureuse incrédulité. Que de femmes en couches victimes, que de fœtus périssent aux portes de la vie, que d'enfans très-viables, que d'adolescens bien constitués, que d'adultes vigoureux, que de vieillards encore utiles à leur famille succombent, quoi qu'en disent nos *bonnes gens*, long-temps avant l'heure qui aurait pu être leur dernière, si moins indociles aux conseils de la médecine les classes pour lesquelles nous écrivons ce chapitre ne refusaient pas de croire aux secours que leur adresse la divinité par les lumières des médecins.

Quelles sont les choses qui peuvent le plus contribuer à détruire les absurdes opinions que nous combattons?

L'extension de l'instruction primaire et de l'aisance.

Quels sont les hommes qui, par position et par devoir, doivent s'acharner le plus à la destruction de cet immoral fatalisme ?

Les médecins, les ministres des cultes, les défenseurs des intérêts privés des citoyens, les propriétaires, et les autorités départementales et communales qui ne regardent pas l'ignorance comme un bien et la misère générale comme une assurance de leur fortune et de leur importance.

Depuis quelques mois plusieurs améliorations ont déjà eu lieu dans quelques localités de nos départemens. Espérons donc, puisque l'espérance soutient, qu'incessamment les coteries de famille, les considérations de position, de nom, de fortune, cesseront d'arrêter de plus amples développemens si fortement réclamés par les besoins des populations bretonnes, et d'empêcher de plus justes partages dans la distribution des fonctions et des places départementales, si fréquemment indiqués par tous les hommes qui possèdent et conservent toujours, quelles que soient leur position sociale et leur nuance politique, le sentiment des convenances, de la justice, et de leur dignité.

CHAPITRE III.

DES PRÉJUGÉS DU PEUPLE SUR L'ÉTAT DE GROSSESSE, ET SES SUITES.

De nombreuses erreurs sont accréditées dans le peuple sur l'état de grossesse, la pratique de l'accouchement et ses suites. Nous n'entreprendrons point la tâche difficile de les combattre toutes, cela nous conduirait trop au-delà des limites que nous nous sommes tracées ; de plus, toutes sont loin d'avoir la même fâcheuse influence. Nous ne nous occuperons donc que de celles qui, étant d'une application plus commune, ont sur la population un résultat funeste plus général.

La première contre laquelle nous nous élevons, c'est celle qui fait croire qu'une femme devenue enceinte, quel que soit d'ailleurs son appétit, doit manger au moins deux fois plus qu'elle ne le faisait précédemment , même forcer la répugnance si l'instinct de l'estomac repoussait les alimens.

Les personnes qui partagent cette manière de voir se fondent sur ce qu'un nouvel être se développe, que ses besoins sont continus, et que si la femme cessait , durant quelques minutes, d'avoir des substances nutritives en réservoir, le fœtus pourrait bien périr d'inanition. De telles opinions ne peuvent être celles que des gens tout-à-fait étrangers à l'observation de la nature, que peut-être l'on ne convaincrait pas tous , même en entrant dans un long développement des raisons de doctrine qui nous obligent à ne pas être de leur avis.

Frappons le peuple par un exemple , et prions-le seulement d'observer les animaux domestiques, que pour ses besoins comme pour ses plaisirs il retient sous son toit, et bientôt il recevra de la femelle de son dogue et de la chatte casanière une leçon qui vaudra mieux que tous les conseils de ces femmes justement appelées commères, toujours prêtes à donner leur avis sans qu'on le leur demande. *

Un autre préjugé qu'il est encore plus urgent de combattre que le précédent , c'est celui qui conduit les femmes enceintes à croire que , lorsqu'elles sont malades , elles ne doivent chercher à se guérir qu'après l'accouchement; que les remèdes qu'un médecin habile pourrait leur administrer, feraient beaucoup plus de mal à l'enfant que de bien à la mère ; que ces remèdes peuvent avoir sur le produit de la conception un effet bien plus fâcheux que la maladie elle-même , qui cependant , malgré cette *bonne logique* , trop souvent amène la mort de la femme avant le terme fixé par la nature pour l'expulsion du fœtus.

Ces idées , que partagent presque toutes

* Si le lecteur a une cuisinière , peut-être sait-il , ce qu'elle n'ignore pas , que minette a sa portée toutes les fois qu'elle néglige sa pitance, qu'elle devient plus disposée au sommeil, qu'elle fuit la lumière, et qu'elle préfère se peloter sur une chaise, un coussin, ou tout autre corps plus mou et moins froid que la pierre du foyer, siége ordinaire du *felis* domestique.

les femmes du peuple et quelques dames du grand monde, sont encore plus préjudiciables qu'absurdes. Que de personnes, pour suivre cette règle, laissent de simples indispositions devenir des maladies graves, qui (on ne peut trop le répéter), quelquefois avant, et presque toujours après la sortie de l'enfant, ont une terminaison fatale! Que de fœtus mort-nés! que de fœtus non-viables! que d'enfans mal développés et chétifs qui seraient venus au jour plus heureusement organisés, si le malheureux préjugé n'avait empêché la mère de secourir ses organes et de rétablir ses fonctions!

Que toute femme enceinte se persuade donc que les remèdes bien appréciés, et méthodiquement administrés par un praticien éclairé, contre les maladies qui viennent compliquer son état de grossesse, n'ont point ou presque pas d'action sur le fœtus, tandis que, laissé à lui-même, l'état pathologique a une influence en mal, toute directe, sur la nutrition de la mère, d'où il suit que celle de l'enfant languit ou cesse de se faire.

Malgré et contre tout, la nature a voulu

sans doute , pour la conservation de l'es-pèce , que l'état de grossesse fût , pour la généralité des femmes , une modification favorable qui arrêtât souvent des maladies très-sérieuses déjà développées , ou qui les préservât d'en contracter de nouvelles.

Comme ce n'est pas ici le lieu de répéter toutes les raisons fournies par les physiologistes pour expliquer cette heureuse anomalie , nous passons outre, et nous arrivons à l'époque où le produit de la conception suffisamment développé demande à sortir de l'organe qui le contient.

Pour le plus grand nombre des accouchemens , il suffit de donner une position convenable à la femme , et dans ces circonstances l'homme de l'art n'est qu'un ministre de la nature qu'elle paraît appeler, plus pour seconder ses efforts et suivre ses avis que pour la diriger , ce que ne croient pas quelques empyriques qui ne savent pas l'observer, et qui n'ont jamais su qu'en tout et pour tout c'est elle qui dirige.

Presque toutes nos campagnes manquent de personnes capables de bien comprendre les indications à remplir, si surtout l'accouchement offre quelques difficultés , soit que l'enfant ne se présente pas convenablement , soit que le bassin de la femme , par suite de vice congénial ou acquis , ne permette pas , dans telle ou telle position , la sortie de l'enfant.

Si, à ces complications, viennent se joindre des convulsions, des hémorragies, et plusieurs autres accidens, l'embarras, pour nos *pauvres gens*, devient extrême, et la femme ou le fœtus , ou tous les deux à la fois , ne tardent pas à être victimes de cette malheureuse situation.

Quelquefois , lorsque l'expulsion est seulement laborieuse, des voisines (prétendues matrones), croient avancer l'opération en employant des moyens tous d'une singularité plus ou moins barbare. C'est ainsi que , dans la bonne intention d'en finir plus vite , elles font la femme se mettre à genoux devant la pierre (base de la cheminée), élevée au-dessus du sol de l'appartement d'un pied à un pied et demi, les coudes appuyés sur cette pierre , la tête légèrement inclinée en avant, et soutenue par les mains ; un aide frictionne la partie inférieure de l'abdomen (c'est ordinairement le mari), tandis que la Lucine du village frappe de grands coups à main fermée sur la partie postérieure et inférieure du tronc (région lombaire), afin, dit-elle, de détacher l'enfant, qui ne tarde à sortir que parce qu'il est fortement collé à sa mère.

Une autre vous fera boire et manger la patiente à l'étouffer subitement, prétendant que l'estomac bien chargé pèsera sur le *pouponic* qui se réveillera, et s'empressera de *descendre* pour fuir le poids qui menace de l'accabler.

A l'indigestion, souvent mortelle, on joint quelques frictions sur le ventre, seul moyen qui (dans plus d'un cas où des manœuvres funestes sont employées), suffirait pour favoriser l'arrivée de l'enfant. Si après tous ces efforts, qui rendent la délivrance de la femme de plus en plus difficile, et son salut de plus en plus douteux, elle se refuse à la continuation des tentatives, ou si ses amies se fatiguent de l'entendre se plaindre et gémir, après bien des réflexions et un long calcul, sur la prière instante d'un ministre de la religion, la famille se décide enfin à envoyer quérir la sage-femme, qui souvent ne présumant pas voir ce qu'elle rencontre, se trouve forcée elle-même d'envoyer chercher et d'attendre un accoucheur, qui toujours n'arrive pas avant *la mort*.

Si quelqu'un était tenté de contester ce que je viens de raconter, je pourrais lui répondre que ce n'est point une histoire forgée à plaisir, mais que ce sont des faits, qui, quoique singuliers, sont réels, et que, dans ma pratique, je n'ai été que trop souvent à même de déplorer, faits que madame Pessel, sage-femme jurée au Port-Louis (Morbihan), aussi instruite qu'habile, pourrait certifier, et que bien des médecins de plusieurs localités de nos départemens pourraient affirmer.

Arrive-t-on quelquefois, malgré toutes les circonstances qui paraissent s'y opposer, à un résultat heureux, sur-le-champ sage-femme et médecin sont payés, *il est vrai;* mais promptement aussi sont invités à ne plus continuer leurs soins. L'humanité vous porte-t-elle à donner quelques conseils pour le régime de l'accouchée, on ne vous écoute pas, et quelquefois même on vous le prouve immédiatement en préparant devant vous une soupe copieuse, un vin chaud, ou une *décoction* de café pour la malade.

J'ai été une fois consulté pour l'épouse d'un pêcheur, qui, à la suite d'un accouchement un peu laborieux, prit, dans l'espace de quelques heures, quatre bouteilles de café. Elle fit une péritonite (maladie des plus graves), de laquelle, malgré quelques écarts de régime, elle eut le bonheur de se retirer.

C'est au dix-neuvième siècle, qu'en Bretagne, de telles erreurs existent encore parmi les populations de la campagne et la classe indigente des villes. Quelle plaie ! elle en vaut bien deux des sept d'Egypte.

Est-il étonnant, d'après tout cela, qu'un savant ait fait sur sa carte, de l'un de nos départemens, le point le plus obscur de la France.

Hommes qui nous gouvernez, qui aujourd'hui plus que jamais, devez apprécier l'effet de l'ignorance et de la misère sur le pays breton, secondez donc nos efforts, accordez le secours de votre puissance, non à ceux qui de tout tems ont toujours trouvé le peuple assez heureux et assez riche, et qui, sous tous les régimes, ont su flatter le pouvoir pour en obtenir une partie des ressources, qui ne lui sont jamais fournies par la sueur des hommes qui se courbent et s'avilissent devant le souverain, le ministre et le fonctionnaire trompés, mais bien par celle de ceux qui ne se courbent que sous la fatigue d'un utile travail.

Quel service ne serait-ce pas rendre au pays, si l'administration départementale, par un de ces beaux mouvemens de philantropie qui caractériserait et honorerait les hommes qui en font partie, votait des fonds assez considérables pour établir, non dans un seul, mais dans tous les chefs-lieux d'arrondissement, un *Cours théorique et pratique d'Accouchemens,* où, bien des personnes, même les plus indigentes du chef-lieu et de ses environs, pourraient facilement venir chercher les connaissances les plus propres à faire éviter les nombreux malheurs que nous venons de signaler.

En attendant l'époque d'une aussi heureuse amélioration pour notre pays, l'autorité pourrait charger un médecin d'écrire, sous le titre de Conseils aux amis de l'humanité, un petit recueil de toutes les précautions à prendre pour les femmes enceintes, et des premiers soins à donner aux femmes en travail d'enfant.

Ces précautions et ces soins suffiraient souvent pour prévenir ou arrêter bien des accidens et favoriser l'accouchement. Ce recueil, adressé aux maires et aux recteurs, avec invitation de le répandre le plus possible parmi les personnes capables de lire, diminuerait sans doute d'une manière prompte le grand nombre des malheurs, et serait, je le crois, un titre à la reconnaissance publique, tout aussi grand pour celui qui en favoriserait la publication que pour celui qui en aurait conçu l'idée mise à exétion.

Avant d'achever ce chapitre, nous prierons

les jeunes mamans de ne point permettre qu'on emmaillote l'enfant nouveau-né jusqu'au-dessous du menton, comme on le fait encore trop souvent dans notre Bretagne.

Le pauvre petit être, les bras allongés et fixés sur les parties latérales de la poitrine, comprimée elle-même dans un morceau d'étoffe maintenu par une lizière tournée en spirale, se trouve tellement serré, que s'il était susceptible de comparer, il regretterait bien certainement le lieu d'où il arrive. Aussi l'homme qui observe sait-il que les petits enfans ne sont jamais plus gais que lorsque leur nourrice les débarrasse pour un moment de ces préjudiciables vêtemens; trop serrés, non-seulement ils gênent les fonctions des organes respiratoires, mais encore ils donnent à la charpente osseuse une vicieuse direction dans le développement des formes.

Telle est cependant la force du préjugé, que bien des femmes s'aperçoivent que l'enfant cesse de crier lorsqu'on le délivre momentanément de ses maillots, et malgré cela aucune ne songe à la nécessité de l'en débarrasser pour toujours. On aime mieux, pour le disposer au sommeil, le bercer quelquefois de manière à lasser le bras d'un athlète. Autre erreur qui insensiblement conduit le poupon à la mort, car dans nos campagnes, et même dans nos villes, que d'affections cérébrales et mortelles provoquées par l'emploi trop souvent répété de ce mouvement.

Croirait-on aussi que des personnes raisonnables s'empressent de donner à manger à l'enfant qui vient de naître ? Pourquoi faut-il que, pour une chose qui devrait paraître si peu rationnelle, nous soyons obligé de renvoyer les opiniâtres à l'observation de leurs animaux domestiques ? Toute femelle aux mamelons lactés porte avec elle la première nourriture de son petit, il n'en voudra d'autre que lorsque le développement convenable des organes digestifs aura eu lieu. Suivons l'animal, et nous verrons que le besoin instinctif des viscères sait développer chez lui une action cérébrale assez forte pour le faire chercher ou indiquer, même à des animaux qui ne sont pas de son espèce, l'objet propre à le contenter. Croyons donc que l'enfant ne sera pas plus mal-à-droit, et attendons qu'il nous fasse comprendre ses besoins avant de chercher à les satisfaire. C'est le plus convenable moyen pour conserver sa santé ; c'est presque toute la médecine préservative en ce qui concerne l'homme en bas âge.

Quand la nourrice ne fatigue pas trop, qu'elle est robuste, que son lait est abondant, de quelle nécessité offrirait-on un autre aliment au nourrisson. En règle générale, il est imprudent, pour ne pas dire dangereux, de donner à manger aux petits enfans avant leur quatrième ou cinquième mois. Faire autrement, c'est leur assurer, pour long-temps, des tranchées, des pleurs nombreux, des nuits pénibles, et pour ceux qui les soignent beaucoup de fatigue; de plus, il n'est pas rare de voir les mauvaises digestions les disposer peu à peu à cette maladie funeste appelée vulgairement *carreau*. Malheureusement, cette affection n'est redoutée des familles que lorsque l'engorgement et la désorganisation des glandes mésentériques sont suffisamment avancés pour ne pas laisser d'espoir aux médecins, et c'est presque toujours au moment où le petit être chéri commence à rendre ses parens heureux de sa possession qu'il tombe dans la phthisie abdominale, que la fièvre hectique se déclare, et qu'il succombe.

Ces observations ne sont seulement pas pour les personnes qui songent peu aux commodités de la vie, mais elles méritent aussi, je le crois, l'attention des personnes les plus riches, qui, même par suite de leur position, ne sont que trop portées à confier leurs enfans à des soins mercenaires.

Que dirons-nous de l'erreur populaire sur les envies des femmes grosses? Nous demanderons, avec le docteur Follet, de Quimper, notre ancien condisciple et notre ami * « si un pareil préjugé ne s'est pas per- » pétué chez les femmes comme un heu- » reux moyen de sacrifier à quelques pe- » tites fantaisies. Cette ressource, déjà moins

---

* Considérations pratiques sur quelques points de l'hygiène. (*Thèse*, Paris, janvier 1830.)

» en vogue , commence à être négligée » , et nous ajouterons qu'aujourd'hui aucune jeune femme du monde n'oserait chercher à l'accréditer dans la crainte de paraître ridicule.

Les médecins , si souvent consultés sur ce point , ont si souvent répété que toutes les irrégularités de la peau , auxquelles on rapportait les envies non satisfaites des femmes durant leur grossesse, n'étaient que des vices de texture et de forme dans le développement de cette membrane , qu'on commence à les croire , et que les époux s'inquiètent beaucoup moins des suites d'un désir non satisfait.

Cependant, de toutes les erreurs que nous venons de combattre , c'est la moins préjudiciable , aussi peut-on , quand l'objet de l'envie n'est pas de nature à déranger les fonctions de la femme , travailler à le lui procurer ; dans l'état de grossesse, le contentement moral étant toujours une condition heureuse qui augmente le courage , quelquefois si nécessaire pour en supporter la fatigue et tous les autres inconvéniens.

CHAPITRE IV.

IDÉES FAUSSES DU PEUPLE SUR LA VACCINE.

LA vaccine, maladie de la vache, si heureusement transmise à l'homme, seul mal sérieusement *utile* ici bas, que dans la rigueur on peut vraiment appeler *nécessaire*, puisqu'il préserve l'homme dès son berceau d'un pire, d'une peste, *de la petite vérole*, est cependant repoussée par celui qui a le plus besoin d'amélioration dans son état, le *pauvre* et l'*ignorant*. Elle se trouve dans le bercail du cultivateur et il la méconnaît. Des médecins bienfaisans, de zélées sages-femmes la proposent à l'artisan et il la refuse, demandez-lui pourquoi, il n'en sait trop rien; cependant, quelquefois la forte tête de la famille daigne vous dire, je ne veux pas de votre humeur *de vache* (virus), ni pour moi ni pour les miens, c'est un *poison lent*; je l'ai entendu assurer, elle ne préserve pas de la *vérette,* ou si , malgré la vaccine , elle ne se déclare pas avant la vingtième année de l'individu , elle se change en plusieurs sortes de maladies que vous ne pourrez et ne saurez guérir , la nature n'ayant pas eu son effet.

Un plus sot et plus entêté se fâche , s'emporte , et vous assure qu'il préfère voir mourir son enfant que de le laisser vacciner, puisque lui ne l'a pas été , il n'est pas rare que l'opiniâtre soit devenu borgne et hideux de coutures par l'effet de la variole.

A quoi donc tient cet aveuglement? A l'ignorance , à la misère , et aux cupides spéculations des charlatans de toutes les classes, de tous les ordres et de tous les genres. O Bretagne , ma patrie ! toi , digne d'admiration sous tant de rapports , sors donc , je t'en supplie , de cet état d'ignorance et de fanatisme si avantageux aux pervers qui exploitent ta crédulité. Puissent tes enfans , à crâne dur et à cerveau large , le flambeau de la science à la main , venir prendre la place distinguée que leur réserve la Providence dans les destinées de la France. Puissent les ministres de l'Homme-Dieu et charitable joindre leurs prières aux vœux que je forme, pour le bonheur et la gloire du pays, et ne jamais oublier ces belles paroles de saint Paul, exhortant les hommes à se rallier sous la loi de son divin maître;

Posuit in nobis verbum reconciliationis.

L'histoire de la vaccine n'étant guère connue que des médecins, que des philosophes, et que des hommes désireux de suivre les progrès des lumières et des découvertes, nous allons, pour ceux que les besoins de la vie et les circonstances rendent étrangers à ces faits et travaux, donner un extrait de cette histoire; peut-être cette connaissance rendra-t-elle plus confiantes quelques-unes des nombreuses personnes qui, sans motif raisonnable, doutent encore de l'efficacité de ce moyen assurément préservatif d'une maladie aussi dévastatrice que la petite vérole.

La vaccine est une maladie propre à la vache, et qui se transmet par le moyen de l'inoculation à l'homme, pour le préserver de la contagion variolique.

Ce fut Jenner, médecin anglais, qui en fit la découverte. Chargé par son gouvernement de pratiquer l'inoculation de cette maladie dans la province de Glocester, il ne fut pas peu étonné de rencontrer dans un même canton un grand nombre d'individus chez lesquels l'insertion du virus ne produisait aucun effet, bien qu'ils n'eussent jamais eu la variole.

Cherchant à pénétrer la cause de ce phénomène, il parvint à découvrir que ceux chez lesquels l'inoculation était sans réussite, avaient précédemment été atteints, en trayant les vaches, d'une irruption pustuleuse, qui fut nommée par ce médecin *vaccine*, et que des expériences multipliées ont prouvé être un préservatif spécifique de cette affection.

L'expérience démontra aussi que le virus recueilli sur des pustules (vaccin) de l'homme, entre le septième et le dixième jour de leur sortie, transmis à son semblable, développait une irruption pustuleuse toute pareille à la première.

La vaccine n'exige, en général, aucun traitement ni aucun régime, quelques sujets éprouvent cependant un ou deux jours de malaise, ou même un léger mouvement de fièvre. Dans ces cas rares, et ceux où il survient une inflammation assez vive au bras, il faut seulement diminuer la quantité des alimens, et prescrire des boissons rafraîchissantes.

Il arrive quelquefois que les individus vaccinés n'ont eu que la fausse vaccine, qui n'est pas préservatrice de la variole. Elle se distingue de la vraie en ce qu'elle paraît plus vite, suppure plus tôt, et que la croûte qui succède à la pustule se détache ordinairement avant le neuvième jour. C'est dans cette circonstance sans doute que des individus présumés bien vaccinés ont contracté la maladie, ce qui a trop souvent fait croire à bien des gens, et fait dire à beaucoup d'hommes de mauvaise foi, intéressés à entretenir l'erreur, que la vaccine n'était bonne à rien

CHAPITRE V.

DES OPINIONS VULGAIRES SUR LES VERS IN-TESTINAUX, SUR LES CONVULSIONS DES EN-FANS ET SUR LEUR RÉSULTAT.

QUE d'absurdes propositions avancées et soutenues sur les vers intestinaux et sur les convulsions des enfans. Aucun autre sujet de la pathologie * ne prête plus que ceux-ci aux explications populaires, et surtout aux spéculations des empiriques vulgaires et cupides.

Sans avoir jamais rien observé, les *médecins marrons* des deux sexes, vous débitent des fables plus que ridicules sur la cause, l'origine, la durée de la vie, et les habitudes des entozoaires **. Ils partent de là pour offrir au public des substances qui, quoique

* Histoire des maladies.

** Etres animés qui se trouvent dans l'intérieur d'un corps animal. Le lecteur désireux de plus amples souvent expulsives de ces parasites, n'en sont pas moins administrées sans réserve et à contre-temps, des causes de maladies graves qui, loin de diminuer, augmentent chaque jour l'idiosyncrasie* vermineuse des enfans.

Nos habiles ne se doutent pas, et beaucoup de ceux qui les écoutent, que chez l'homme, les naturalistes comptent plusieurs genres de vers, que chaque genre demande, pendant et après l'emploi des modificateurs généraux du tempérament, des moyens particuliers qui quelquefois eux-mêmes doivent être modifiés suivant la différence des espèces et des individus de la famille entozoaire, ou suivant les circonstances, soit qu'elles compliquent l'état du malade, soit qu'elles rendent plus probable la sortie de ces hôtes dangereux.

De ce que nous venons de dire, il est facile de conclure que, sur les diagnostic ** et

renseignemens pourra consulter les ouvrages de Rudolphi, Jules Cloquet, et l'excellente thèse de mon ami le docteur Hémont d'Auray.

* Disposition particulière.

** Distinction des maladies.

pronostic *, les erreurs doivent être nombreuses ; que l'administration des remèdes
n'est souvent pas rationnelle, et que son plus
constant effet n'est point de guérir, mais
de disposer les jeunes sujets à contracter
toutes les affections graves des viscères du
ventre qui les conduisent sans trop tarder au
dépérissement, au carreau, au marasme, par
réaction aux inflammations chroniques de
l'encéphale **, à l'épanchement, aux convulsions, enfin à la *mort*.

Peut-être pense-t-on, puisque je blâme
les idées du peuple sur les vers, que je vais
indiquer les signes évidens de leur présence
dans les organes de l'homme, et les remèdes
les plus propres à hâter leur destruction. Si
j'entreprenais une telle tâche, je rendrais
sans doute mon livre beaucoup trop long,
et je m'éloignerais extrêmement du but que
je me propose ; car je crois que tous les ouvrages qui sont écrits, dit-on, dans le désir

* Annonce des changemens qui doivent arriver
durant le cours d'une maladie.

** Organe mou, pulpeux, contenu dans la cavité
du crâne, et dans le canal de *l'échine*.

de donner au peuple la *médecine sans médecin*, sont beaucoup plus funestes qu'utiles.
Une seule réflexion doit en convaincre. Le
praticien le plus exercé est quelquefois dans
le doute sur le siége, la nature, la profon-
deur de telle ou telle lésion; dans l'embarras
sur le moment le plus favorable à l'application de tel ou tel topique * à l'emploi de tel
ou tel agent thérapeutique **, et l'on
veut faire croire que, dans toutes les
occasions, les personnes les plus étran-
gères à la science et à l'art, pourront, avec
toute assurance de succès, combattre leurs
maladies, si elles ont l'heureux avantage,
seulement pour l'auteur, de posséder *l'Art de
se traiter soi-même*, *la Médecine sans médecin* ou l'absurde livre *du Prince des Pur-
gons*, le charlatan *Le Roy*. Les hommes sen-
sés ne verront-ils pas comme nous, que ces
publications qui promettent la guérison,
et qui ne donnent que la peur aux malades
en entretenant ou en augmentant trop souvent leurs maux, ne sont que des calculs

* Médicament appliqué à l'extérieur.
** Qui remédie.

sordides de *médecins-fraudeurs*, et de ces hommes sans âme qui ne comptent jamais les victimes, mais le revenu que peut leur produire une erreur accréditée.

Ils penseront aussi avec nous qu'il convient mieux de donner au peuple les conseils qui le porteront à entretenir sa santé, que de l'étourdir par de longues dissertations en termes emphigouriques pour lui, sur des lésions et des remèdes que, pourrait-il même apprécier, il n'aurait pas le temps d'étudier. Voilà, dans notre opinion, un des principaux moyens d'arrêter les préjugés relatifs à la médecine, si préjudiciables à l'humanité et si capables de décourager le *philantrope*.

Arrivons aux convulsions, *maladie du diable, grimaces des possédés, punition de la vierge*. Du moins, c'est ainsi que, dans beaucoup de villages, plusieurs bourgs, et même quelques-unes des villes de notre province, sont appelées lorsqu'on les observe sur les adultes, les *contractions involontaires des muscles*, que l'on nomme tout simplement *piqûres de vers* si ce sont des enfans qui les présentent.

Les convulsions seraient elles dues au

travail de la dentition, à l'usage d'un lait trop riche en principes nutritifs, ou altéré par les émotions de la nourrice? Sont elles les annonces d'une maladie contagieuse, telle que la variole, la scarlatine, la rougeole, etc., ou bien l'effet d'un tétanos, d'un épanchement au cerveau, c'est égal; pour la *grand'mère* du jeune patient « tout » cela n'est que le signe de la présence d'ani- » maux qui piquent si fort la gorge du *pau-* » *vre petit* qu'il en saute de tous ses mem- » bres. » Il est bien vrai que fréquemment les convulsions arrivent par ou en même temps que la présence des vers ; mais parce que cela se remarque souvent faut-il que cela soit toujours? Oui, vous disent les opi- niâtres « jeune médecin, j'en sais plus que « vous sur ce point..., *j'en ai tant vu.* » Et si vous ne partagez pas l'erreur, gare à vous, gare aux médicamens ordonnés, ou plutôt *gare au malade !* Vos prescriptions sont méprisées, votre jugement est promptement fait et sanctionné si le souffrant ne meurt pas ; s'il succombe, on en appelle quelque- fois, plus souvent encore on regrette de n'avoir pas connu un remède plus actif (*poison plus violent*), qui aurait *poussé* plus vivement les vers, et *enchaîné* plus promptement les convulsions, disons vrai, *qui aurait tué plus vite.*

Bonnes grand'mères, qui avez une influence si certaine dans les familles, surtout en ce qui concerne l'enfance, c'est à vous principalement que je m'adresse

Nous ne doutons pas de votre savoir faire en ménage, nous doutons encore moins de votre extrême sollicitude pour vos petits enfans; mais nous craignons quelquefois l'effet d'un zèle mal conduit, et d'autant plus dangereux que votre âge et votre titre respectables nous commandent des ménagemens qui vous flattent sans doute mais qui ne guérissent pas les malades. Permettez-nous donc, lors du danger, de vous remplacer dans les soins à donner, et de suppléer au défaut de l'action désirée de tant de remèdes, que la tendresse alarmée reçoit sans examen de personnes, je n'en doute pas, bien intentionnées, mais non toujours instruites ni toujours heureuses dans leurs prescriptions.

CHAPITRE VI.

PRÉVENTIONS DES HOMMES DE LA CAMPAGNE ET DE QUELQUES HABITANS DES VILLES CONTRE LES CHIRURGIENS ET LES OPÉRA-TIONS *.

Les opérations de la chirurgie, dernières ressources, et souvent les plus certaines de la médecine, non-seulement pour détruire ou diminuer les affections dites chirurgicales, mais encore pour guérir ou pallier beaucoup de maladies internes, ne sont nulle part plus redoutées, et cependant plus nécessaires qu'en Bretagne.

Visitez les villes de l'intérieur de notre province, parcourez nos campagnes, et promptement, par l'observation de mille

* Application au corps de l'homme, de la main seule ou armée d'un instrument, soit pour pallier ou guérir une maladie.

maladies impossibles à cacher et d'un aspect dégoûtant, vous aurez la présomption de ce que je viens d'avancer.

A quelles causes faut-il attribuer la répugnance de toutes ces personnes, non-seulement à se laisser opérer, mais encore à consulter quand il s'agit d'une affection appelée *chirurgicale ?* Est-ce à la crainte de la douleur, je ne le pense pas. Cette considération physique n'arrête pas, du moins le plus grand nombre de nos compatriotes paysans et manœuvres, puisque, comme nous le verrons par la suite, plusieurs se résignent à supporter, pendant des années entières, et quelquefois jusqu'à la mort, les douleurs les plus aiguës plutôt que de se plaindre à l'homme de l'art. Serait-ce parce qu'ils douteraient du talent de celui qui se proposerait de les débarrasser de leur ennemi ? Je ne le crois pas encore. Le nombre des médecins et des chirurgiens est assez grand aujourd'hui dans chaque localité pour permettre un choix qui puisse offrir quelqu'espérance de guérison ou de soulagement. De plus, chaque ville un peu importante a ses hôpitaux servis par des médecins-opérateurs auxquels on accordera sans doute quelque habileté et quelque succès dans l'art de guérir.

Mais malgré et contre l'évidence, la prévention ou l'ignorance porte bien des gens à soutenir que des hommes, qui presque tous n'offrent leurs services à leurs concitoyens qu'après de longues études, de nombreuses veilles, et le danger de la mort nargué plus d'une fois afin de savoir l'éloigner plus sûrement, sont souvent moins capables et moins heureux dans la réduction d'une luxation, d'une fracture, ou dans le traitement de telle ou telle maladie, que ces charlatans déhontés, tout-à-fait étrangers à l'étude de l'homme malade, et vulgairement appelés *frotteurs* ou *reboutous*. Plus tard nous reviendrons sur ces facétieuses célébrités de campagne.

Quel sera donc le vrai motif de cette fâcheuse répugnance que nous voudrions détruire ? Nous croyons le trouver 1°. dans ce fatalisme que déjà j'ai combattu.

2°. Dans la crainte de trop débourser, même avec espoir de réussite.

3°. Dans un sentiment de fausse honte ou de pudeur mal entendue.

Les personnes qui sont arrêtées par la première de ces considérations nous apprennent que si la maladie qu'elle porte tuait promptement, peut-être chercheraient-elles un moyen de guérison ; mais *n'ayant pas mal au cœur, mangeant bien*, et voyant beaucoup de gens vivre vieux quoique porteurs d'un mal semblable, ou encore plus profond, elles affirment qu'elles ne doivent pas chercher à se guérir, que c'est une plaie que Dieu leur envoie, qu'elle leur servira à faire leur salut ; qu'enfin c'est un ennemi auquel elles s'habituent, et dont la continuelle action les empêche de se rendre aux tentations du diable.

Ceux qui préfèrent l'argent à la santé ne manquent pas d'excuses ; il est inutile de les répéter. De plus, ils font un emploi si souvent fâcheux de l'une et de l'autre, qu'en ne voulant pas vivre ils rendent service aux hommes d'affaires et à leurs héritiers.

Les jeunes gens bien élevés, mais trop timides, les femmes de tout âge, modestes jusqu'au scrupule, laissent quelquefois ignorer à leur famille, et cachent souvent aux hommes de l'art, de petits accidens qui, négligés, deviennent des maladies rebelles, et des dispositions non combattues, qui toujours trop tôt se changent en causes de mort.

Voyez ces cancers rongeurs, pour lesquels nous ne sommes appelés que quand les ressources de la médecine ne peuvent plus que modifier l'odeur *sui generis* et insupportable qui s'en échappe, que lorsqu'elles n'ont plus d'autre puissance que de diminuer de quelques faibles degrés l'intensité des douleurs poignantes que causent cet affreux mal.

Moins de fausse pudeur aurait permis d'appeler plus vite, et alors, peut-être aurait-on pu, avec avantage, faire l'application des méthodes préservatives ou curatives*;

---

*Trop de malades croient, avec beaucoup de médecins qui ne suivent pas les progrès de la science, à l'incurabilité de cette maladie, même dès son début. Depuis quelques jours, je donne mes soins à une victime de ces idées; pendant deux ans elle a supporté les plus douloureux élancemens sans réclamer de la oui curatives, car dans plus d'une occasion qui paraissait désespérée, j'ai vu l'application des moyens fournis par nos expérimentateurs modernes, arrêter la marche de cette maladie, et sinon la détruire, du moins en neutraliser le principe.

Il est cependant quelques opérations auxquelles on se soumet sans trop de résistance, la saignée, l'application d'un vésicatoire, l'ouverture d'un abcès, les réductions des fractures et des luxations, encore pour ces dernières pense-t-on que les *reboutous* en vogue de la contrée méritent l'honneur de leur exécution. Ces hommes qui n'ont jamais étudié l'ostéologie * même dans l'anatomie des peintres, vous assurent avec sang-froid que les os qui se cassent sont de verre, que des paroles mystérieuses, des grimaces et du carton enduit de mastic ou trempé dans une décoction de tripes suffisent pour les coller et rendre à un *pied déboîté, à une jambe démise,*

médecine aucun secours. Durant la première année, elle fut malheureusement assez adroite pour dérober à toute sa famille la connaissance de ce cruel mal.

* Étude des os.

à une cuisse cassée, à un poignet foulé, à un bras rompu, la forme et la vigueur que ces parties de membres possédaient avant l'arrivée des accidens. Leurs succès s ont comparés à ceux des chirurgiens, et le peuple ne balance pas à affirmer qu'ils sont plus heureux et plus adroits que ces derniers; *plus heureux*, nous le croyons seulement dans le sens qu'on leur accorde une confiance plus aveugle ; et *plus adroits*, il faut le dire, dans la signification de trompeurs.

Voyons sur quoi se fonde leur grande mais bien fausse réputation. Un homme se bat, reçoit quelques coups sur les régions antérieure et latérale de la poitrine, qui déterminent de larges contusions , de fortes douleurs dans les muscles , de la gêne dans la respiration. Le cas est grave , la voisine est appelée , *c'est une côte rentrée*, dit-elle ; c'est la *crémaillère* de l'estomac *démontée*, vite , vite du *vulnéraire et le frotteur.*

Celui-ci arrive , met bas le chapeau , dis ses prières , découvre le malade, et avec autant de gravité que le plus ancien des druides, il invite à conserver le silence , et tire de sa poche bien sale un papier encore plus malpropre qui renferme une once de saindoux, auquel il donne le nom d'une graisse heureusement beaucoup moins commune en France qu'en Espagne et en Portugal. Il l'étend sur la région douloureuse, en traçant des figures irrégulières que les paysans appellent *charmes*, et puis de sa large main crasseuse, il frictionne le patient de telle sorte qu'il en jette les hauts cris, et que deux bœufs pourraient en suer. Malade et frotteur sont à la nage, le premier, le moral satisfait, trouve le remède excellent ; le second, se pavane et assure qu'aucun chirurgien de la province ne saurait frotter aussi longuement que lui.

Le vigoureux opérateur, après s'être rafraîchi de quelques verres de la boisson du pays, engage son infirme à prendre une dose de mosambrun, lui ordonne un cataplasme d'orge ou de son sur la poitrine, et lui jure par *sainte Anne* qu'il peut dormir tranquille, la côte *enfoncée* étant revenue à sa place, et la *crémaillère* de l'estomac n'étant plus dérangée.

Si la percussion sur le thorax n'a point été assez forte pour déterminer une maladie dans les organes et les membranes de la cavité, ou pour amener un abcès sous-cutané, après une nuit orageuse, quelques jours de repos, la continuation du cataplasme, et la prise des roties de pain trempées dans le cidre chaud, le malade se trouve mieux, et se rend aussi promptement que possible au cabaret du bourg, pour proclamer l'adresse et le succès de l'imposteur en vogue.

Si la fracture ou la luxation de la côte eût été réelle, ce qui arrive très-rarement vu l'élasticité et la mobilité de ces os, si l'appendice xiphoïde * eût été vraiment déchiré, ce qui est encore plus rare, les moyens énoncés ci-dessus n'auraient pu suffir pour remédier à de tels désordres, et je crois que le lecteur éclairé partage sur ce point notre opinion.

S'agit-il d'une percussion violente portée sur le bras, ou d'une chute faite sur la cuisse,

---

* Prolongement cartilagineux qui termine l'extrémité inférieure du sternum, os placé au-devant de la poitrine.

les hanches, qui ait causé une commotion assez forte pour engourdir le corps et ses membres; une contusion, un gonflement, une douleur assez marqués pour empêcher le mouvement et arrêter la marche. Sans plus d'examen, le *remetteur*, promptement appelé, déclare qu'il y a *cassure* ou *deboîture*, fait un bandage à sa façon, commande le repos, défend de se lever avant quatre ou cinq semaines, et annonce la guérison du blessé pour l'époque de la prochaine foire, ou de la fête du saint du village le plus voisin de sa demeure. Pour ce grand jour, il invite le *fracturé* à venir sans *béquille* le visiter, et de concert ils iront rire et boire à la *taverne*.

Appelés dans des conjonctures analogues, des chirurgiens n'annonceront pas de côte enfoncée, d'appendice xiphoïde déchiré, ni de bras luxé, ni de cuisse fracturée, et loin de chercher à se donner la gloire de guérir des maladies qui n'existent pas, ils diront au blessé, qui toujours n'en sera pas satisfait, qu'il n'a rien, absolument rien de fracturé; que les accidens ne sont pas de nature à beaucoup l'inquiéter, et qu'un peu de tranquillité *qu'il ne prendra pas*, qu'un peu de diète *qu'il ne fera pas*, plus quelques cataplasmes émolliens *qu'il ne voudra pas qu'on lui applique*, peuvent suffir pour le ramener à son état ordinaire. Heureux encore et très-heureux l'enfant d'Esculape, si le rustaud, et quelquefois l'homme civilisé ne pensent pas qu'il se trompe, et si, par le conseil d'une pythonisse édentée, il ne se décide pas à le remercier pour faire appeler sans délai le célèbre *reboutout*.

Dans les circonstances où il y a réellement fracture ou luxation, elle peut être de celles qui ne se réduisent jamais parfaitement, et il en résulte une diminution et une difformité plus ou moins grande dans le membre, une gêne dans les mouvemens. Alors le malade de se plaindre sans justice, et de comparer avec humeur la réduction imparfaite de ses accidens, à la prétendue guérison complète de quelques-uns de ses amis, qui, après avoir eu deux, trois, ou *tous les membres cassés en plusieurs points*, sont aujourd'hui tout aussi droits et tout aussi forts que peuvent l'être des hommes qui jamais n'ont rien eu de brisé.

C'est bien ici l'occasion d'appliquer au peuple ce vers de Racine :

Auras-tu donc toujours des yeux pour ne point voir.

Il est cependant vrai et bien vrai, que quelquefois, dans certaines circonstances, les *reboutous* ont conduit des fractures à guérison ; mais c'est dans celles où la fracture est simple, sans ou presque pas de dérangement dans les rapports de contiguïté des fragmens ; alors la position et un simple bandage peuvent suffir, surtout sur les très-jeunes gens et les vieillards s'ils sont dociles. La pratique, plus d'une fois, m'a donné l'occasion de vérifier ces faits, et voici une observation à l'appui.

M. J***** , ex-lieutenant des douanes, demeurant en la commune de Plouhinec, revenant du marché de Port-Louis (Morbihan), où il avait l'habitude de se rendre, fit une chute de cheval, et se cassa la cuisse droite à sa partie moyenne.

Lorsque cet accident lui arriva, il pouvait être encore à une lieue et demie du bourg, et à trois quarts de lieue d'une maison qui lui appartenait, et qui est située au milieu *du désert*, appelé grande lande de Plouhinec. Il y fut transporté sans précaution et placé dans une position aussi singulière que gênante qu'il eut le courage de conserver jusqu'au lendemain midi, heure de mon arrivée près de lui.

Un sac rempli de son avait été mis debout et appuyé contre une table. Je trouvai le blessé monté sur ce sac, la jambe du côté malade fléchie sous la cuisse, et la cuisse sur le bassin; l'autre extrémité était pendante sur le côté de la poche où avec le genou le blessé prenait un point d'appui. Il n'est pas besoin d'affirmer que, dans une telle position, le dérangement des fragmens devait être extrême, et la douleur, à chaque mouvement, paraître intolérable.

Ayant été appelé, sans avoir été prévenu du genre d'accident qui déterminait le malade à réclamer mes soins, je ne pus ce jour lui appliquer l'appareil complet des fractures.

La maison où il s'était fait transporter n'étant point sa principale habitation , et ne renfermant aucune ressource , je fus réduit à lui faire un lit de camp , au moyen d'une porte démontée , recouverte d'un mauvais matelas , sur un des côtés duquel nous fîmes un plan incliné, en nous servant des draps , des morceaux de linge , et de la paille que nous pûmes trouver.

Le malade , saisi d'une manière convenable , fut porté sur ce lit, mis dans la situation la plus favorable à la réduction; celle-ci , tentée et obtenue , nous recouvrîmes la cuisse un peu tuméfiée d'un cataplasme émollient.

En prenant le soin de ne pas trop serrer, nous fîmes le bandage ordinaire des fractures, sans y joindre d'attelles, puisque nous en manquions , et nous favorisâmes autant qu'il nous fut possible , l'extension essentiellement nécessaire en occurrence semblable , par un drap plié en cravatte dont nous arrêtâmes le plein , en forme de huit de chiffres, sur le bas de la jambe , pour en faire revenir les chefs sur les parties latérales du pied, et les fixer en dehors du lit autour d'une planche large de quelques centimètres et longue d'un mètre à-peu-près que nous plaçâmes transversalement à la partie du lit correspondante aux pieds du blessé, et soutenue dans cette position par un arc-boutant qui se rendait d'une manière oblique de haut en bas, du milieu de la face externe de cette planche, au pan du mur, parallèle au diamètre transversale de notre misérable couchette. Cette planche avait le double avantage de nous permettre d'arrêter d'une manière convenable, le seul et faible moyen d'extension que nous possédions, et de permettre au malade de rencontrer avec le pied du membre non fracturé une résistance qui pouvait lui servir de point d'appui, pour le soutenir et empêcher le poids de l'extrémité libre d'entraîner le tronc de son côté.

M. J***** nous promit de se mouvoir le moins possible, nous lui préparâmes une potion calmante, et en prenant congé de lui nous l'invitâmes avec instance à faire diète jusqu'au moment de notre retour, qui eut lieu le lendemain.

Notre premier soin fut d'examiner l'appareil ; il nous parut à-peu-près dans l'état où nous l'avions laissé. La cuisse découverte nous ne vîmes plus de gonflement, seulement nous remarquâmes une petite diminution dans sa longueur, due au chevauchement peu considérable des fragmens, ce qui nous fit procéder à une nouvelle réduction que nous obtînmes facilement, et que nous cherchâmes à maintenir par l'appareil complet, nous étant procuré tous les accessoires qui nous manquaient la veille.

A une douzaine de jours d'intervalle, nous visitâmes deux fois notre blessé, la première fois, nous modifiâmes le pansement, seulement en ce qui nous parut d'urgence, et la seconde fois, nous renouvelâmes en entier l'appareil. La cuisse blessée, comparée à la valide, n'offrait aucune différence en longueur, et l'on sentait que la consolidation était bien prise. Tout le système musculaire du sujet était grêle. Le bandage terminé, le malade me manifesta le désir de se passer de mes soins, m'annonçant que si *ses ligatures se défaisaient*, son épouse, fort adroite, saurait bien les replacer. Je savais que depuis la disparition de la douleur, cet homme, d'un caractère actif, ne supportait qu'avec un extrême ennui la position couchée ; je dus donc redouter son impatience, et présumant bien qu'il se débarrasserait des attelles, je le suppliai de conserver autant que possible le membre dans l'extension. L'inquiétude prit alors dans mon âme la place de l'espérance, je ne pus voyager gaiement : le malheureux va détruire le fruit de nos peines; si j'avais pu prévoir, me disais-je, oui', bien sûr je ne me serais pas chargé de cet indocile.

Cinq ou six semaines s'écoulèrent ainsi dans l'anxiété. J'en fus tiré à ma grande surprise et à mon extrême satisfaction , par M. J****** lui-même , qui, à l'appui seulement d'un bâton de route , vint me remercier. Il n'accusait d'autre gêne qu'un peu de roideur dans les muscles et dans les articulations.

Le membre était sans raccourcissement, le pied seulement paraissait un peu déjeté en dehors. Je crois me rappeler qu'il me dit que cette disposition existait avant l'arrivée de l'accident.

Si j'ai rapporté cette observation dans toute sa longueur, ce n'est que dans le désir bien sincère de persuader le lecteur, si je n'ai pu le convaincre, qu'un succès fortuit, même dans des circonstances moins désavantageuses que celles ci-dessus énoncées, ne prouve pas plus en faveur des opérateurs *par inspiration* ou *par tact héréditaire*, qu'un revers prévu ne milite contre des chirurgiens habiles qui, dans des occasions plus difficiles, auront totalement échoué ou n'auront pu obtenir de l'art qu'un résultat incomplet.

De cette observation, et des raisonnemens qui la précèdent, nous pouvons il nous semble conclure que, si, quelquefois, l'homme étranger à l'étude de l'organisation de son semblable obtient quelques réussites dans la pratique de certaines opérations, ces réussites sont bien rares, et nous ajouterons que, malheureusement, elles le sont beaucoup trop, puisque le peuple n'est pas encore suffisamment éclairé pour toujours distinguer qui, à juste titre, mérite sa confiance, ni nos lois assez puissantes pour faire justice de tous les jongleurs.

Nous finirons ce chapitre en rapportant deux derniers faits qui prouvent évidemment l'ignorance et le fatalisme de nos paysans.

Dans une de ces circonstances pressantes, où la mort ne peut être éloignée que par une prompte et heureuse opération, un forgeron du bourg de Merlevenez (Morbihan), malgré les ferventes prières de son charitable recteur, les instances du vicaire, celles de toutes les personnes raisonnables du bourg et les miennes, ne voulut jamais nous permettre d'amputer la cuisse de son fils, nous donnant pour principale raison qu'il craignait qu'*un jour son enfant ne lui en fît un reproche*. Nous proposâmes alors une réunion prompte de médecins, et cette proposition ayant été repoussée, notre devoir fut de nous retirer. Immédiatement après, la famille, *afin de n'avoir rien à se reprocher*, fit consulter le reboutout, qui, pour le grand malheur du jeune homme, ne put prouver que je m'étais trompé.

Le surlendemain j'appris la mort du malade.

Je connais un ex-cultivateur, âgé de soixante-quinze ans, porteur depuis des années d'un large ulcère à la cuisse gauche. Des soins rationnels l'en auraient sans doute guéri ; mais il n'en a pas voulu et n'en veut point encore. « J'ai été jeune, dit-il, je me » suis amusé, j'ai beaucoup péché, et au-» jourd'hui, en esprit de pénitence, je prie » Dieu de me faire vivre et de me *laisser* » *mourir* avec mon mal. »

Que deviendrait l'espèce, si tous les pé-cheurs pensaient comme ce pénitent.

CHAPITRE VII.

DES ERREURS DES POPULATIONS BRETONNES SUR LES IDÉES RELIGIEUSES DES MÉDECINS, ET DES PRÉTENTIONS RIDICULES AU SAVOIR MÉDICAL DES SŒURS DE LA CHARITÉ, etc.

Pour faire connaître plus facilement nos présomptions sur l'origine des préjugés signalés par le titre de ce chapitre avant de les attaquer, nous avons cru devoir faire un résumé rapide de l'histoire de la médecine depuis l'invasion des Tartares jusqu'à nos jours. Cette digression nous paraissant pouvoir se rattacher par plus d'un point au sujet principal de notre travail, j'ose espérer qu'elle ne me sera pas reprochée.

Lorsque le débordement des barbares vint en Europe arrêter la civilisation et forcer les sciences à chercher un asile sacré, elles se réfugièrent dans les couvens, qui presque tous alors, temps de la vertu chrétienne, n'étaient la demeure que de religieux sévères et laborieux.

L'amour du prochain et l'instinct de la conservation durent nécessairement s'empresser d'offrir à la médecine une place distinguée dans le refuge commun.

Elle méritait bien cet honneur, n'est-elle pas née du précieux sentiment qu'éprouve l'homme en voyant souffrir son semblable, le désir de le soulager ?

Moins heureuse que la religion, toute son espérance n'est que de ce monde ; mais quand après avoir usé de tous ses humains secours, dans le désespoir de son insuffisance, le cœur navré, les yeux pleins de larmes, la voix entrecoupée, ne l'entend-on pas dire à l'enfant que sa maternelle sollicitude ne peut arracher à la loi commune : appelle, mon ami, le ministre de ton culte, confie-lui les scrupules de ta conscience, les craintes de ton esprit affaibli ; il relèvera ton courage abattu, il fera renaître l'espoir en ton âme, qui, malgré tes désirs et mon impuissante volonté, s'échappe d'un monde qu'elle ne pourra regretter ; ne va-t-elle pas , crois-le , je t'en conjure , reprendre sa place dans le grand orbite de la suprême intelligence.

Si l'homme qui finit est du nombre de ceux qui pensent qu'entre Dieu et une ame libre il ne doit point y avoir d'intermédiaire, la médecine , *neutre* et *tolérante*, ne le contrarie point , malgré son deuil elle s'efforce même de sourire à ses pensées si un instant elles lui otent le sentiment de ses douleurs, et si elles lui font considérer la perte de la vie de ce monde comme la terminaison de ses maux et le commencement de ce repos heureux après lequel nous courons tous , qu'en-vain nous espérons ici-bas, et que seulement, *dit l'Ecriture*, nous rencontrerons dans le sein de la gloire céleste.

La médecine , en agissant ainsi , remplit son devoir , ne pouvant guérir , elle pallie le mal de la mort , et ceux qui lui en réclament un autre ont oublié qu'Esculape n'était qu'un demi-dieu.

Dans ces temps de malheurs où les barbares menaçaient de leur domination destructive presque toute la terre, la méde-

cine, qui ne pouvait périr, puisque, comme
le dit un judicieux auteur * « les circon-
» stances qui contribuent davantage à la
» destruction des hommes sont aussi celles
» qui font découvrir et qui développent le
» plus de moyens propres à leur conserva-
» tion », trouva cependant une favorable
retraite dans les monastères ; mais bientôt ces progrès durent se ralentir, l'uni-
formité et la règle de la vie des cloîtres ne
pouvant fournir à son observation un suf-
fisant nombre de faits, l'austérité du mi-
nistère ecclésiastique ne permettant pas l'é-
tude des maladies des femmes, et les lois et
les préjugés de l'époque défendant sur le ca-
davre humain presque toutes les recherches
anatomiques * *

* *Briot*, Histoire de l'État des Progrès de la Chirurgie militaire en France, pendant les guerres de la
révolution. Besançon 1817.

** L'horreur des anciens pour les cadavres, en
» mettant obstacle aux progrès de l'anatomie, a pro-
» longé l'enfance de l'art médical. Ce préjugé détruit,
» un autre, non moins préjudiciable aux progrès
» de l'art, vint le remplacer ; c'était la séparation de

Vers le milieu du septième siècle, l'école de Salerne fit de vains efforts pour faire sortir la science médicale de l'état de langueur dans lequel elle était tombée ; trop dépendante des opinions religieuses , qui alors étaient le sujet de fastidieuses controverses , elle sacrifia aux idées absurdes d'une métaphysique ennuyeuse, et loin de s'avancer elle fit quelques pas en arrière.

L'horreur du sang , et la défense de le répandre , dogme du catholicisme , vinrent ajouter aux obstacles déjà très - nombreux que rencontrait la médecine.

En 1163 le concile de Tours défend aux ecclésiastiques qui partageaient avec les Juifs l'exercice de l'art dans les pays chrétiens , toute opération sanglante * Dès ce moment,

» la chirurgie, abandonnée aux laïques, alors ignares, » et reléguée parmi les arts mécaniques. Nous ne fai- » sons donc que changer de préjugés , et c'est ainsi » que l'enfance de notre espèce se perpétue indéfini- » ment, malgré le rêve de sa perfectibilité indéfinie! » *Richerand*, Histoire abrégée de la Chirurgie, Nosographie chirurgicale. (Paris , 1821.)

* Comme l'a dit un esprit juste : celui répanda

entre la médecine et la plus précieuse de ses branches, la chirurgie, il y eut entière séparation.

Rien ne leur fut plus contraire, la salutaire puissance de la première en fut très-diminuée, et la considération de la seconde bien compromise.

La pratique de la chirurgie fut entièrement abandonnée aux laïques, très-ignorans alors, et si peu estimés que, dans plusieurs royaumes, on crut essentiel de les mettre sous la surveillance du premier barbier du Roi, et cet art noble, celui qui rend à l'état ses plus généreux défenseurs, qui conserve aux familles leur plus utile soutien, qui autant que la vaillance contribua à la gloire de plusieurs des héros chantés par Homère, que les rois de l'antiquité ne dédaignèrent pas de pratiquer, réçut un dernier coup du despotisme*. Justice divine! plusieurs des courtisans qui favorisèrent ou se réjouirent d'une telle dégradation payèrent leur faute, nombre

pour la conservation des hommes eut dû être exempt de cet anathême. Richerand. (Ouvrage cité.)

* En France, déclaration du Roi, janvier 1710.

d'entre eux furent victimes de l'ignorance des chirurgiens, même un roi de France, Louis XIV, dont le siècle brillant, comme on l'a dit, fut pour la chirurgie un siècle de fer, pensa succomber. On ne parvint, apprennent les chroniques, à le guérir d'une fistule à l'anus, qu'après un grand nombre de tâtonnemens et d'expériences inutiles. Cependant, à cette époque, quelques chirurgiens français étaient déjà parvenus, plus par leur mérite que par la faveur, à réhabiliter l'art aujourd'hui si célèbre par l'habileté de nos grands maîtres. D'abord doucement, ensuite plus vite, la chirurgie se releva avec honneur de l'avilissement dans lequel les préjugés et l'ignorance l'avaient plongée. En France, ce fut particulièrement à Desault, génie aussi hardi que libre, qu'elle dut son retour à la gloire.

Au moment où la révolution supprima nos académies, seul digne représentant de la chirurgie française, il fonda une nouvelle école ; mais la science médicale ne fut bien affranchie de toutes les idées contraires à son libre développement que par la Convention nationale, qui, en l'an 3 (1795), rendit à la médecine et à la chirurgie leur première et féconde unité, en créant, sur la proposition du savant Fourcroy, une Faculté de Médecine qui compta au nombre de ses professeurs les premiers médecins et chirurgiens de l'époque.

Rendues à cette unité qui leur est si essentielle; les deux premières branches de l'art de guérir, éclairées par le flambeau de l'anatomie pathologique*, guidées par l'esprit philosophique, non par celui qui détruit, mais par celui qui conserve, firent alors des progrès rapides. L'anatomie proprement dite mieux étudiée, les divers tissus qui par leurs combinaisons variées forment nos organes, considérés isolément, et présentés avec tous leurs attributs par notre illustre Bichat, vinrent fertiliser le vaste champ des sciences physiologiques, qui depuis ont si heureusement servi la philosophie et si fortement contribué à donner à la médecine cette marche assurée, qui déjà pour

* Connaissance des altérations organiques, produites par la maladie.

un si grand nombre de maladies peut être comparée à la précision des sciences exactes.

L'exemple de l'Angleterre, les efforts de la liberté en Amérique, ses succès, et les progrès de la philosophie, vinrent exciter les Français; ils pensèrent aussi que le chemin de l'observation leur était ouvert, soudainement saisis d'admiration pour les génies étrangers et indigènes qui l'avaient glorieusement parcouru, guidés par leurs ouvrages, poussés par le vif désir de suivre leurs traces et soutenus par l'opiniâtre volonté, ils s'y engagèrent.

Le saint dogme de l'égalité devant la loi, extrait inévitable de l'égalité absolue qui existe entre tous les hommes, lorsqu'ils arrivent dans ce monde ou lorsqu'ils en sortent, réveilla dans la masse le sentiment de ses capacités, et y fit germer une nouvelle passion qui jusqu'alors n'avait été que le partage du plus petit nombre, l'*amour de l'instruction*. Une ardeur extrême et inconnue de nos pères dans les études, fit faire surtout aux sciences les progrès les plus rapides. De nobles rivalités de savoir s'établirent, l'émulation devint générale, et en peu d'années elle fit des savans, comme l'amour de la patrie fit en peu de mois des héros.

Déjà Cabanis, pour la médecine, que ses nombreuses et brillantes investigations conduisirent à reconnaître l'influence des viscères sur la pensée, avait donné une direction telle aux travaux des médecins physiologistes, ses contemporains, et aux recherches de ceux qui lui ont succédé, que les auteurs les plus distingués, par suite d'un examen bien raisonné de faits scrupuleusement constatés, crurent pouvoir avancer et soutenir ce que le célèbre professeur du Val-de-Grâce a consigné dans l'un de ses ouvrages *.

« Que la sensation, la pensée, la volonté
» se développent avec la substance céré-
» brale, diminuent ou augmentent avec l'ac-
» tion de cette substance, disparaissent pour
» jamais avec elle, en un mot se lient à
» cette substance comme un effet à sa cause
» dans toutes les circonstances où il est possi-
» ble d'observer l'animal doué d'un appareil

* De l'Irritation et de la Folie, page 176. Broussais, Paris 1828.

» nerveux : ils en concluent que ces facultés
» sont des résultats de l'action de cette sub-
» stance. »

Cette conclusion, que faisait pressentir l'admirable doctrine des rapports du physique avec le moral *, alarma promptement les métaphysiciens extatiques, appelés aujourd'hui psycologistes **, et les fit crier à l'hérésie, au matérialisme, à l'impiété, etc. Ils signalèrent les physiologistes aux théologiens comme des déistes, presque même comme des athées, qui n'aspiraient à rien moins que de se mettre à leur place pour matérialiser tout ce qui est ici-bas et tout ce qui peut être dans les cieux. Misérable calomnie inventée par la faiblesse, accréditée par la mauvaise foi et par la crainte, et que sans efforts les médecins peuvent repousser.

En disant ce que les résultats démontrent assez, que leurs travaux n'ont d'autre but que de tâcher de reconnaître et de bien apprécier les fonctions des viscères, que des

* Cabanis.
** Qui s'occupent de l'ame et des facultés intellectuelles.

observations suivies les ont conduits à distinguer que le cerveau, qui ne peut pas être organe sans fonction , puisque la moindre altération de sa substance , gêne , arrête ou détruit les fonctions des autres viscères et des sens, était le sécréteur de la pensée et de ses accessoires sous l'influence des impressions extérieures transmises par les sens , des sensations viscérales, et de l'action de la substance cérébrale sur elle-même ; mais ils n'ont pas dit pour cela que toutes les fonctions de l'homme ou plutôt l'homme lui-même et l'univers ne fussent pas sous l'empire de la divinité et de son émanation appelée âme.

Ils se sont même gardés d'agiter aucune question relative à cette vérité , car elle est la base de tous les cultes, et comme l'a fort bien dit M. Broussais, en se faisant l'organe sans doute du plus grand nombre des médecins : « Toutes les religions doi-
» vent être l'objet de nos respects aussi-bien
» que les dogmes qui leur servent de prin-
» cipes à toutes, l'existence de Dieu et l'im-
» mortalité de l'âme.

» La physiologie n'a rien à prouver contre

» la sensation intérieure, mère de la foi,
» sur laquelle reposent toutes les croyances,
» qui ne sont pas susceptibles de preuves
» matérielles. » *

Ces explications auront pu suffire, et suf-
firont sans doute aux théologiens qui veulent
bien qu'on explique quelque chose par la
raison ; mais elles n'ont pas été adoptées et
ne le seront pas par les personnes qui veulent
que l'on reçoive tout par la foi, même les choses qui se démontrent par leur action toute
physique sur les corps animés, et dont l'effet, dans des circonstances données, est toujours évidemment le même. Je veux parler
des moyens et des substances médicamen-
teuses employés par les superstitieux de notre
province, qui croient que la foi du malade,
l'état de grâce et l'extrême piété de celui
qui applique le remède sont des qualités qui
doivent suffire pour en assurer l'efficacité, son
essence serait-elle de nature à produire sur
les organes un effet tout autre que celui
désiré.

* M. Broussais, ouvrage cité.

Ils ont de la religion, disent-ils, et ils pensent que Dieu, dont le principal attribut est d'être immuable dans ses décrets, va, pour favoriser leurs préjugés et contrarier les sciences, qui ne sont que le résultat de l'observation des effets naturels, bouleverser les lois du monde physique, et comme eux se contrarier dans les conséquences du positif, pour sauver un fragile corps, qui trop souvent ne tarde pas à être la victime de leur crasse ignorance et de leur opiniâtre aveuglement.

Beaucoup de personnes qui aiment mieux croire qu'examiner, se sont laissé persuader par les psycologistes rêveurs que les médecins doutent des dogmes de tous les tems et de tous les peuples Après ces personnes sont arrivées toutes celles qui ont un intérêt plus ou moins contraire à celui des hommes de l'art. S'apercevant qu'elles pouvaient exploiter à leur profit la prévention qui venait de s'établir, elles n'ont pas cessé de travailler de toutes leurs forces à son développement complet et à son entretien, surtout dans nos départemens, dont les campagnards et les classes inférieures des cités (il faut bien l'avouer quoique notre orgueil en puisse souffrir), sont si peu instruits et si peu civilisés comparativement aux individus du même degré qui habitent les parties plus centrales de la France.

Tels sont, à n'en pas douter, les pernicieux motifs qui font dire avec ingénuité à nos bonnes gens :

« Nous sommes malades , mais nous sup-
» porterons nos infirmités plutôt que de
» consulter un médecin. *Nenni,* nous n'en
» voulons point. Si... cependant... qu'on aille
» quérir la grande Dame blanche , qui guérit
» la fièvre en *prenant le pouls et en frappant*
» *dans la main droite,* qui arrête la *picote**
» en disant *un Pater,* et fait couler les hémor-
» rhoïdes et disparaître les migraines en réci-
» tant son *Rosaire, le Chapelet et l'Agnus Dei.*
» Du docteur, que Dieu nous en préserve !
» s'il venait nous mourrions, ou pour le
» moins nous dépenserions inutilement nos
» deniers. La Providence ne peut bénir ses
» efforts; il n'a pas assez de confiance dans

* Nom donné par les paysans à la variole.

» les bienheureux du paradis, et il n'est ja-
» mais en état de grâce. »

Qui peut donner de pareilles idées aux habitans de nos campagnes, à quelques ouvriers, aux manœuvres et aux indigens de nos villes ? A coup sûr ce ne sont pas les physiologistes dont malheureusement ils ne sont pas capables de lire les ouvrages, car, si à notre grande satisfaction, ils le pouvaient, au lieu de croire à toutes ces absurdités, ils penseraient que les vrais médecins ne souhaitent que la propagation des lumières et l'universalité de l'aisance, non-seulement pour le bien-être de l'individu ; mais encore pour guérir l'espèce et la préserver de toutes les misères qui l'accablent et l'assiégent sans cesse.

Il n'y a donc que des charlatans, et des charlatans bien indignes, qui pour cacher leurs fourberies puissent souffler de semblables sottises.

Les infâmes produiraient encore des maux bien plus grands que ceux que nous déplorons chaque jour, si quelques personnes instruites et des ecclésiastiques charitables ne se servaient de leur heureuse influence pour tâcher de faire comprendre aux malheureux qu'on cherche à tromper, que de telles pensées ne sont que des erreurs, des péchés même, quand elles nous empêchent de réclamer des soins éclairés, et si souvent ces notabilités bienfaisantes ne partageaient avec les médecins les peines et les dépenses que nécessitent les secours que l'unique compassion commande de porter ou du moins d'offrir aux nombreux infortunés qui gémissent dans les villages et les hameaux, et que l'affreuse misère condamne, non pas toujours à mourir jeunes, mais à supporter de longues souffrances.

Il est facile de deviner où les préjugés que nous combattons peuvent conduire. Aussi, a-t-on vu des hommes qui avaient usurpé l'honorable titre de médecin, hypocrites obscurs, vouloir en inspirer à la multitude par des grimaces que de judicieux ministres des autels et de fervens fidèles condamnaient *, et enlever ainsi aux praticiens

---

* Un recteur de l'une de nos paroisses rurales me dit un jour, en me désignant un *personnage* qu'une affectation de piété faisait remarquer : il a beau faire, ce médecin est pour *moi* plus adroit charlatan qu'ha-

qui se respectent la confiance que leur aurait accordée foule de gens s'ils n'avaient pas été si facilement abusés.

Durant les dernières années d'une trop funeste restauration, qui, en aurait-on le désir, ne peut être regrettée de la science ni de ceux qui avec désintéressement la cultivent*, combien de jeunes médecins n'ont-ils pas eu à souffrir de ces misérables qui se croyaient des rivalités et qui encore aujourd'hui ne sont pas entièrement convaincus

bile praticien, il ne m'attrapera pas par ses signes de croix.

* Qui ne se rappelle que depuis 1820 jusqu'à l'époque de juillet 1830, la brutalité ministérielle n'a cessé de s'acharner contre la jeunesse studieuse, je ne puis oublier les *glorieuses charges* du Jardin des Plantes, ni l'*utile destruction* de l'Ecole de Médecine de Paris en novembre 1822. Que d'existences menacées, que de carrières fâcheusement modifiées, que de familles désolées par ce *fameux coup d'état* qui donna si juste la mesure de ceux qui le frappèrent. Ils oubliaient donc ces hommes que nous grandissions, et qu'un jour aussi nous serions appelés à juger des besoins de la patrie? Ils ne le pressentaient que trop; ils voyaient avec dépit la génération les pousser, et ne pouvant

du contraire, quoique la force des choses et le bon sens des masses les invitent chaque jour, il est vrai, pas encore très-vivement en Bretagne, à rentrer dans leur nullité absolue.

La multiplication des congrégations de femmes a permis, au grand avantage des malheureux, d'installer, dans différentes localités, plusieurs de ces filles courageuses et dévouées au soulagement des indigens et des malades. L'autorité, de tout temps, a dû respecter leur caractère, et les honnêtes gens

aimer ce que nous adorions, la *liberté*, ils voulaient la détruire. Croyant nos plaintes et nos ressentimens impuissans, ils n'écoutaient pas les unes, ne redoutaient pas les autres, et travaillaient dans l'ombre pour faire avorter notre virilité comme des filles timides et coupables cherchent en cachette les moyens de détruire le fruit d'un amour clandestin, que malgré leurs criminels efforts la nature conduit à maturité ; juillet 1830 devait être leur triomphe.

Jeunes Français ! on ne vous craignait plus, nos pères souffraient si patiemment. Ils se trompèrent, juillet fut leur perte ; la jeunesse, surtout celle des écoles, paya sa dette, et honora sa victoire par une héroïque générosité.

de toutes les classes n'ont cessé de les bénir et de les favoriser, aussi Dieu me garde de vouloir jeter jamais sur ces anges d'ici-bas la moindre défaveur. Long-temps élève dans les grands hôpitaux, j'ai pu, comme tous ceux qui s'y trouvaient, apprécier les nombreux avantages que présentaient, pour les détails, les établissemens qui étaient servis par ces ménagères de la fortune du pauvre. Mais si comme admirateur de la foi pure et des sentimens généreux qui poussent ces ames sensibles à abandonner tous les liens et toutes les joies de ce monde, parens, amis, société et ses plaisirs, pour venir porter dans l'asile du malheur l'espérance et la consolation, nous ne pouvons trop les vénérer, nous devons aussi, en notre qualité de juge compétent des infirmités humaines, signaler les abus qu'un excès de zèle a pu faire naître, que les autorités locales d'un gouvernement passé cherchaient à entretenir, autorisaient même quelquefois, et que les passions, les préjugés, si aujourd'hui nous n'en appelions à la raison publique et à la justice des magistrats, éterniseraient, au grand détriment de la population, de l'art médical et de ceux qui l'exercent après avoir acheté par de nobles et persévérans efforts, et souvent par le sacrifice de leur patrimoine, la possibilité de distinguer, non pas toujours sans erreur, mais fréquemment, les nombreuses maladies qui désolent notre pauvre espèce, et le bonheur de les pallier, arrêter ou guérir.

Le souvenir du séjour de la médecine en les cloîtres, la prétention de l'y faire rentrer, l'abandon de son exercice, que par suite des circonstances et de l'exigence des lois en ont dû faire nos ecclésiastiques, plus l'extrême confiance que donne, surtout aux femmes, une heureuse et vive foi, ont fait principalement croire à celles qui vivent en congrégation, et que l'on appelle Sœurs de la Charité, Sœurs grises, Sœurs blanches, etc., qu'elles avaient assez de science, et qu'impunément dans l'intérêt de leur communauté, elles pouvaient et devaient envahir le domaine de la médecine et de la pharmacie. Quelques-unes, plus hardies, ont cru même que l'instrument tranchant pouvait leur devenir familier, et il n'y a pas encore beaucoup d'années que l'une d'elles, dans un des bourgs peu éloignés de la ville de Vannes, tenta sur une paysanne l'amputation du poignet.

Ce n'est pas seulement dans les campagnes que ces religieuses sortent des bornes de leur mission, que la conscience, il me semble, devrait leur défendre de franchir, dans les villes même elles donnent des consultations, fournissent des médicamens qu'elles n'achètent pas, ou rarement, chez les pharmaciens du lieu. Elles les préparent elles-mêmes et presque toujours assez mal. Pour se faire une clientelle, elles ne les donnent pas, ce qui les excuserait un peu, mais elles les vendent au rabais.

Toutes ces fraudes, jointes aux erreurs entretenues avec calcul, sur les opinions religieuses des médecins, ont dû nécessairement entraîner les populations de nos campagnes à réclamer d'une manière presque exclusive les soins des sœurs des différentes congrégations qui habitent nos villages et qui couvrent leur ignorance médicale, probablement sans croire mal faire, du manteau de la piété.

Nous ne contestons à ces dames, qui sans doute souhaitent comme nous le rétablissement des malades, que les droits qui ne leur ont pas été accordés de les traiter, et les capacités de pouvoir le faire, qu'elles n'ont pu acquérir sans étude, et que cependant, par la raison de l'espérance chrétienne, je le présume, elles ont la ridicule ou l'erronée prétention de posséder.

Si le sujet qu'elles soignent succombe, dans leur pensée comme dans l'opinion de la famille du défunt, *c'est que la mort était là et que Dieu lui a défendu de lâcher sa proie.*

Si par l'effet de leurs conseils il se rétablit, ou, ce qui est plus fréquent, si contre ou malgré les remèdes qu'elles administrent sans bien connaître ni le siége ni le caractère de la maladie qu'elles ont à combattre, la nature sauve l'individu, comme tous les empiriques, elles s'en attribuent le mérite, et leur humilité, cependant bien grande, ne va jamais jusqu'à prier les esprits non cultivés des paysans de ne pas croire qu'elles sont préférables aux médecins, puisque, pour des honoraires moindres, elles les guérissent aussi bien.

Ce que nous venons d'écrire n'est ignoré de personne, pas même des magistrats chargés de protéger les intérêts publics. Nous pouvons sans crainte de nous tromper, dire que leur sollicitude pour ce qui concerne la médecine et les prérogatives des médecins s'est changée en indifférence. Cela ne pouvait guère être autrement, beaucoup de jurisconsultes distingués partageant plusieurs des préjugés qui font l'objet de notre travail. Les dames religieuses, de quelqu'ordre qu'elles soient, ne sont pas médecins, ni par le savoir, ni par les lois. Pour le bonheur de l'humanité, nous émettons le vœu qu'on les invite, qu'on les oblige même, s'il le faut, à ne pas s'occuper de ce qui ne peut être leur affaire.

Suam quisque homo rem meminit.

Elles sont établies dans les hôpitaux des villes pour gérer et distribuer avec discernement ce que la charité publique et particulière met à leur disposition pour le soulagement des infortunés, pour s'approcher affectueusement des malades, et leur prouver que, quelle que soit leur position, la société ne les abandonne pas ; pour leur administrer ou faire administrer avec scrupule et exactitude nos prescriptions. Enfin, pour consoler et préparer à bien mourir ceux qui vont échapper à nos efforts.

Dans les campagnes, elles doivent y remplir les devoirs des dames que nous appelons dans nos cités Dames de Charité, procurer aux malheureux les secours que nous avons réclamés, les remèdes que nous avons ordonnés, et non en ordonner elles-mêmes, ni les vendre comme elles le font sans cesse. Elles doivent inviter les habitans des champs à ne pas laisser les indispositions devenir des maladies graves qu'elles ne peuvent juger ni guérir ; elles ne doivent pas s'en croire capables, parce que, dans quelques circonstances, elles auront eu le bonheur fortuit d'arrêter des accidens ; elles doivent faire appeler beaucoup plus souvent et plus vite

à leur aide qu'elles ne le font communé-
ment.

Pour leur faire obtenir une confiance plus
aveugle , et leur donner une importance
plus grande, des personnes officieuses jusqu'à l'erreur annoncent et soutiennent que
plusieurs de ces religieuses ayant vécu long-
temps dans les hôpitaux, elles y ont , sous
des maîtres capables, étudié les secrets de
l'art ; cette assertion est fausse et en voici
la preuve. La pudeur leur défend de suivre
les visites cliniques des médecins , et si
quelquefois elles les accompagnent , ce n'est
jamais qu'à une distance qui les empêche
de voir et d'entendre ce qui ferait rougir
leur chasteté, et tinter léurs oreilles inno-
centes. Voir l'homme nu , recevoir la confes-
sion de toutes ses faiblesses ou les deviner,
sont une des nécessités de l'étude de la médecine. D'ailleurs les longues heures données
à la prière , dans les communautés , et les
nombreuses occupations que fournissent les
détails multipliés d'un grand établissement
leur enlèvent le temps d'étudier une science
si vaste qui dans sa pratique demande tant

de soins, d'attention, de prudence, de ménagement et de continuation de travail de la part des médecins.

Je crois me souvenir d'avoir vu quelquefois une ou deux des sœurs qui devaient être chargées de la surveillance des garçons de pharmacie et du desséchement des plantes médicinales, assister aux premières leçons des cours de botanique, de chimie, et de pharmacie ; mais comme plusieurs autres personnes elles cessaient de paraître lorsque les professeurs abandonnaient les élémens pour entrer dans les hautes spéculations de la science.

Trop poussées, nos religieuses-médecins objectent qu'elles s'aperçoivent bien quand une maladie doit être grave, et qu'alors elles appellent le médecin à grande clientèle, qui malgré son savoir arrive quelquefois trop tard, ou le complaisant officier de santé, qui souvent ne pouvant pas mieux qu'elles, fait payer son voyage, dit des choses aimables à la supérieure, et conclut que le mal, malgré leur science commune, ne s'arrêtera qu'avec la vie !

Appuyons tout ce que nous venons de dire de quelques exemples.

Un lieutenant d'ordre des Douanes se trouve malade, il s'imagine pouvoir se guérir en prenant une forte dose de rhubarbe, une once en décoction dans une petite quantité d'eau ne lui paraît pas trop. Il se présente à l'officine de la communauté du lieu qu'il habite, et sur sa demande, sans observation et sans conseil, on lui délivre la quantité indiquée du médicament purgatif. Aussitôt après en avoir pris la décoction, il ressent des douleurs presque insupportables dans tout le ventre. Quelques selles, fièvre chaude, soif ardente, danger de mort, secours médicaux prompts, soulagement, constipation opiniâtre pendant plusieurs jours, convalescence longue et difficile, retour à la santé après trois mois de maladie, et tout cela pour une once de rhubarbe.

Une jeune fille, dont l'activité cérébrale était augmentée par l'influence qu'a sur tous les organes, et particulièrement sur le cerveau, le développement du phénomène mensuel, nommé vulgairement règles, sortant d'entendre un sermon, pense que Dieu l'a choisie pour consoler les malheureux, et qu'elle est appelée à partager les fatigues des incomparables filles de la sagesse.

Cette idée, qui pour un observateur aurait été déjà un indice de commencement de maladie, ne fut pas jugée telle, quand par suite d'une douleur de tête que cette jeune personne éprouvait presque continuellement, elle fut consulter la religieuse en vogue du bourg. Lui ayant dit qu'elle croyait que son mal pouvait provenir du chagrin qu'elle éprouvait de ne pouvoir se donner tout au service de Dieu et des malheureux, la bonne mère la console et lui assure qu'elle pourra facilement obtenir l'objet de ses vœux, que pour cela il ne faut que les dots exigées et le consentement de ses parens. Tout va bien, tout s'arrange, et pour guérir son mal de tête, la jeune fille part et se rend au couvent. Quelques mois s'écoulent, elle est contente, elle est heureuse, elle est sur le chemin que lui a montré le doigt de Dieu, mais la tête se prend davantage, les idées sont de plus en plus incohérentes ; enfin elle devient folle. Un médecin ne l'aurait pas engagée à se faire religieuse, et après avoir prescrit les remèdes convenables à sa position, il eut invité ses parens à lui donner promptement un mari.

En 1826, on observa à Rennes une épidémie de variole. Elle sévit particulièrement sur les enfans de la basse classe, et la mortalité fut considérable, mortalité qu'il faut autant attribuer, et peut-être plus, à l'absence de précautions ou à l'emploi d'un traitement fâcheux, qu'aux effets de l'affection variolique. Un des infirmiers de l'Hôpital militaire, auquel j'étais alors attaché comme chirurgien sous-aide, vint me prier de donner mes soins à plusieurs de ses enfans qui étaient atteints de la maladie principalement régnante.

Le résultat de nos efforts ayant été heureux, nous fûmes promptement appelé à visiter un grand nombre de jeunes sujets des quartiers pauvres de Rennes, je vis en peu de jours au moins quarante variolés ; tous se rétablirent, à l'exception de cinq, dont pour trois les sœurs avaient commencé le traitement en donnant, soit l'émétique, soit des décoctions toniques ; le quatrième fut victime d'une forte dose du remède de **Le Roy**, qu'un médecin sans médecine administra sans discernement, et le cinquième succomba à une chute faite sur le crâne qu'il dut à la maladresse de ses parens qui ne surent pas le retenir dans un mouvement convulsif ; le pauvre enfant tomba d'un lit de maître sur un parquet de briques.

Avant d'achever, nous répéterons encore qu'en attaquant les abus que nous venons de signaler, nous n'avons nullement eu l'intention d'attaquer, ni l'esprit ni le but des congrégations de femmes, que seulement nous avons voulu faire connaître au peuple que plusieurs religieuses, poussées plus par le désir de bien faire sans doute que par tout autre motif, sortaient de leurs attributions ; que contre les lois elles veulent faire ce qu'elles ne doivent et ne peuvent exécuter, et que le moindre inconvénient qui puisse en résulter, la prolongation d'une maladie, est un mal assez grand pour que non-seulement les hommes de l'art, mais encore tous les amis du bien public, réclament l'action de l'autorité afin de faire cesser promptement d'aussi déplorables abus. Espérons aussi que, si quelques-uns de nos maîtres, médecins des rois et des princes, professeurs de nos facultés, membres des académies, daignent jeter un regard sur notre humble opuscule, que, chagrins de la position pénible de leurs disciples, qui pour la profession de leur art rencontrent en Bretagne tant d'obstacles, supportent tant de parallèles injurieux, luttent avec tant de courage, mais presque toujours envain contre les effets fâcheux de l'ignorance, de la mauvaise foi et du charlatanisme, voudront bien, dans leur extrême sollicitude pour nous, intéresser les hauts personnages qu'ils fréquentent au sort de la médecine bretonne, demander au pouvoir la révision des lois et des règlemens qui nous concernent, et aux magistrats leur zèle pour en assurer et en surveiller l'exécution. Peut-être alors aussi verrons-nous disparaître cette absurde et injuste patente, que le législateur, je ne sais par quel motif, nous oblige à payer. Elle est absurde 1° en ce qu'il peut arriver que, quoique médecins praticiens , nous ne pratiquions même pas assez, dans les débuts, pour pouvoir sans perte la payer au fisc ; 2°. en ce qu'elle frappe un titre que l'Université nous fait payer bien cher, et qui ne représente aucune valeur matérielle, qui même, a-t-on prétendu dans ces derniers temps , ne donnait pas une quantité suffisante de capacités pour que le médecin pût être admis à nommer un député , s'il ne joignait aux richesses du savoir les richesses appelées foncières. Elle est injuste en ce que je ne vois pas pourquoi le docteur en médecine doive payer patente plutôt que tous les docteurs ès - sciences , ès - lettres , en droit, etc.

Au grand risque de blesser les hommes qui vivent d'abus , quels qu'ils soient, j'ai écrit ce livre , peut - être y répondront-ils par la médisance ou la calomnie ; mais de pareilles considérations ne peuvent arrêter l'honnête homme dans le désir de se rendre utile à ses concitoyens, ni empêcher la simple vérité de venir , parmi les franches populations de notre Bretagne , occuper la place qu'envain le mensonge audacieux voudrait ne pas lui rendre. Pour notre compte particulier, nous serons suffisamment heureux, quoi qu'il arrive, si nous obtenons des amis auxquels nous avons dédié cet essai, quelques encouragemens et le pardon de la faiblesse de l'ouvrage en faveur du motif.

———

Peu de temps après ma sortie du service, m'étant trouvé dans une réunion de militaires, tous officiers, et ayant entendu l'un d'eux dire, que quelque fût la réputation d'un jeune médecin, il ne lui accorderait jamais autant de confiance qu'à un vieux praticien, et pensant que cette manière de voir, que paraissaient partager tous ces Messieurs, devait être défavorable à mes ex-collègues qui appartenaient à ce régiment, car ils étaient instruits et jeunes, je combattis la proposition, et n'ayant pu convaincre tous ces Messieurs par la discussion, le lendemain je leur demandai la permission de leur lire le discours suivant, qui parut produire l'effet que je souhaitais. Comme l'opinion qu'il combat est aussi celle de bien des gens du monde, j'ai cru que, comme complément de notre travail, nous pouvions ici nous permettre de le transcrire.

DISCOURS.

SUR L'EXPÉRIENCE EN MÉDECINE

Lorsque nos écoles de médecine manquaient, dans le système de leur enseignement, de ce qu'on appelle l'instruction clinique*, elles ne fournissaient à la société que des hommes disposés à faire l'application de leur théorie, et cette application, loin des yeux des maîtres, était souvent commencée pour des maladies des plus graves, dont seulement on avait lu quelquefois une description plus ou moins exacte, et d'après laquelle on cherchait sur l'homme l'explication des phénomènes qu'on était appelé à observer, phénomènes qu'on attendait et que déjà on aurait peut-être dû prévenir ou combattre, peut-être favoriser. Alors quel embarras pour celui qui sortait de des-

---

* Leçons au lit du malade.

sus les bancs ; lorsqu'il étudiait seulement dans les livres, il avait vu beaucoup de maladies et pas de malades, plus tard , au lit de l'homme souffrant, il vôit un malade, et l'homme guérit ou meurt avant qu'il ait pu distinguer ou caractériser une maladie.

A cette époque de malheur, il était en quelque sorte vrai, que l'homme qui avait blanchi dans le tâtonnement était celui qui devait le moins tâtonner, quand ceux qui le suivaient n'avaient d'autres moyens pour se conduire que ceux qu'il avait rencontrés lui-même, et fallait-il encore lui supposer d'ailleurs toutes les qualités qui caractérisent l'excellent observateur , car il pouvait fort bien arriver qu'un jeune adepte, plus favorisé que son vieux maître par la nature , eût possédé cette qualité précieuse à un degré plus éminent, et se fut rendu facile par son tact un chemin raboteux pour tout autre. Mais, aujourd'hui, est-on fondé à dire que tout médecin d'un âge avancé , doit en toute circonstance l'emporter sur un de ses puinés ? Je ne le crois pas; il me semble qu'il serait aussi juste de dire que tout officier vieilli sous les drapeaux serait, en toutes circonstances, le plus propre à diriger ses frères d'armes et à assurer le succès de leurs nobles efforts.

Vous penserez comme moi, Messieurs, que si ceux qui nous précèdent dans une carrière et qui l'ont parcourue avec distinction, méritent sous tous les rapports notre respect et notre admiration, ils doivent aussi nous permettre de leur dire qu'ils n'ont pas attendu qu'ils fussent tout-à-fait affaiblis par les années pour exécuter ce que l'homme ne peut faire que dans la force de l'âge et de l'esprit, et qu'il eût été aussi fâcheux pour eux à cette époque, qu'il le serait maintenant pour nous, *qu'un préjugé* les eût empêchés de produire ce qui fait aujourd'hui leur droit à la vénération publique.

Revenons à la médecine, et disons qu'un des médecins modernes auquel nous devons beaucoup renversa les anciennes et fausses doctrines ; qu'il en établit de nouvelles sur des bases si solides, que, pour les bons esprits et les hommes vraiment médecins, la science médicale parût se rapprocher beaucoup, toucher même de près la certitude des sciences *exactes*. Ce médecin qui fit tant, je pourrais le dire, qui fit le plus, fut l'*immortel Bichat*. L'humanité le pleurait, il n'avait encore que trente-deux ans ! Son digne successeur, Béclard, ne vécut que quelques années de plus, et tous ceux de nos derniers médecins, qui en suivant la route tracée par le premier de ces génies et par la nature, ont fait la gloire du pays, avaient tous fixé leur répution, pour plusieurs devenue européenne, avant l'âge de quarante ans.

Jusqu'ici je n'ai cherché à prouver mon assertion que par des exemples, mais aujourd'hui que l'enseignement clinique se joint à l'explication de la théorie, nous devons aussi tâcher de la soutenir par quelques raisonnemens, et nous ne pouvons mieux faire que d'emprunter à M. le docteur Tavernier, ceux qu'il a donnés pour prouver les avantages de l'institution clinique *.

« L'art ne s'apprend parfaitement qu'en

---

* Manuel de Clinique chirurgicale, Paris 1826.

» pratiquant, et la pratique commence en
» quelque sorte pour l'élève dès qu'il entre
» dans un hôpital; car bien observer les
» maladies qu'un médecin exercé traite
» sous vos yeux, c'est presque les traiter
» soi-même. Quel est donc le but de cet
» enseignement clinique, quel est son ef-
» fet, si l'un et l'autre ne sont de donner
» à la société des médecins qui possèdent
» déjà de l'expérience au début de leur
» carrière, et qui ne viennent point,
» comme cela s'est vu plus d'une fois, com-
» mencer à s'instruire dans l'application le
» jour où ils sont appelés à pratiquer. »

» S'il en est ainsi, Messieurs, l'expé-
» rience, qui, aux yeux des gens du monde,
» fait tout le mérite de l'homme de l'art,
» n'est donc pas nécessairement et unique-
» ment en rapport avec le nombre des années.

» Le jeune homme qui, possédant les
» qualités d'un bon observateur, qui, pro-
» longeant le temps de ses études au-delà
» des limites assignées par les règlemens,
» a suivi, plusieurs années, avec tout le zèle
» dont il est susceptible, les visites des hô-

» pitaux, a observé avec autant de soins que
» s'il eût dû les traiter lui-même, toutes les
» maladies qui se sont présentées à lui ; ce
» jeune homme n'aura-t-il pas acquis autant
» et peut-être plus d'expérience que la plu-
» part de ceux qui, lancés de bonne heure
» dans la pratique, et n'ayant pas eu par
» conséquent assez de temps pour acquérir
» des connaissances approfondies, sont par-
» venus à la vieillesse, non pas avec plus
» de science, mais avec ce vernis de savoir,
» cette assurance que donne l'habitude et
» que le monde nomme *de l'expérience?* Pour
» le premier, la médecine est un art, pour les
» seconds c'est à-peu-près un métier. L'un,
» plus instruit, sait qu'il faut encore appren-
» dre et saura douter, les autres ne doutent
» jamais, ne savent plus, ne peuvent plus s'ins-
» truire, et conservent, sans pouvoir les réfor-
» mer les erreurs qui naissent de l'imperfec-
» tion de leur éducation médicale. D'ailleurs,
» au milieu des distractions sans nombre
» qu'offre la société, des fatigues et des soucis
» de la pratique, comment pourraient-ils
» tirer quelque parti des observations faites
» sans méthode et à la hâte ? Comment sur-

» tout se défendraient-ils de cette conscience
» d'infaillibilité, obstacle invincible aux rec-
» tifications des idées fausses, défaut trop
» commun chez les hommes qui ont de l'âge
» et qui comptent quelques succès ?

Par tout ce que nous venons de dire, il
ne faudrait cependant pas croire que notre
intention fût de faire penser qu'on ne dût
pas aux médecins âgés, autant et peut-être
plus de confiance qu'aux jeunes. Loin de moi
une pareille idée ; j'ai trop de vénération
pour nos maîtres, je souhaite, je veux même
qu'en toute circonstance difficile on leur accorde la préférence : je serai le premier à réclamer l'appui éclairé de leur savoir. Seulement j'ai souhaité prouver que, par suite
du mode d'instruction établi dans nos écoles
modernes, un médecin, avec la passion de
son art et l'amour de l'humanité, peut,
quoique jeune, mériter la confiance de la
société, et qu'il serait injuste qu'elle atten-
dît qu'il fut vieux pour l'encourager et lui
accorder ce haut degré d'estime dont tout
sujet, qui a fait de nobles et longs efforts pour
devenir un homme utile, est toujours si ambi-
tieux.

TABLE.

FIN DE LA TABLE.